认知行为
心理咨询实务

〔英〕

彼得·特洛威尔＼杰森·琼斯

温迪·德莱顿＼安德鲁·凯西

著

刘毅

译

U0280037

重庆大学出版社

致 谢

首先，我要诚挚地感谢我的丈夫彼得（Peter）在我撰写此书时给予的所有支持和帮助，谢谢他牺牲自己的时间帮我完成此书。其次，我还要感谢弗朗西斯卡（Francesca Inskipp），谢谢她在得知本书不得不推迟出版的时候仍给予帮助和鼓励。与此同时，我还要感谢拉尔夫·莱兰（Ralph Layland），琳达·莫里森（Linda Morrison），玛丽·约翰（Mary John），阿莱西亚·珀金斯（Alesia Perkins）以及凯瑟琳（Katherine Choonucksin）对初稿的审校。最后，我想感谢所有给我帮助的人，尤其是我的来访者、督导以及参与萨里 psychD 临床心理学课程的所有学员。

目 录

第 2 部分　认知行为咨询在情绪问题中的应用

附录　来访者指南和 CBC 工作表

参考文献

开 篇

第 1 章

什么是
认知行为咨询？

自从第 1 版《认知行为心理咨询实务》（Trower，Casey & Dryden）于 1988 年问世以来，认知行为疗法的发展与应用几乎呈指数式增长。在英国，现行的政府政策使得认知行为疗法被广泛应用于许多常见的情绪障碍治疗中。作为这种快速增长的一部分，如今已出现了许多可供参考的入门教科书、学术论文和案例研究。事实上，有人甚至认为《认知行为心理咨询实务》毫无发行第 2 版的必要。然而，由于这种增长，咨询师和治疗师所面临的困难正在日益增多而不是逐步减少。其他新兴的理论与疗法可能会使认知行为疗法变得模糊不清，并且作为一种治疗体系，认知行为疗法可能也缺乏理论清晰性（Mansell，2008a,b；Trower，in press）。根据我们的经验，尽管入门教科书和培训课程变得越来越多，但是实习咨询师和治疗师在发展其认知行为疗法能力时，经常会提出尚未得到解决的问题和困难。第 2 版的发行目的就是解决这些问题。我们既保留了第 1 版中有用的内容，也解决了咨询师和治疗师在提高其认知行为疗法效果时所面临的困难，以期达到这一目的。

因此在这一版，我们更新了第 1 版中的认知行为咨询模型和实务，其中包括认知行为疗法的许多重要后续发展。我们还对未被讨论或讨论不够深入的一些心理学原则进行了探讨，本书还讨论了认知行为疗法涉及的各种重要和复杂的问题。

本版包括两个部分。第 1 部分是基本指南，旨在对认知行为咨询提供一个清晰可考的最新指南，以帮助咨询师在面对来访者时，从最初接触直到咨询终止，都能够在实践中按部就班地完成各个步骤。第 2 部分回答了如何将认知行为咨询应用到特定的情绪问题中。

认知行为咨询介绍

一种整合的方法

第 2 版的灵感显然主要来自于认知行为疗法的两位创始人所提出的认知模型，这两位创始人一位是已故的阿尔伯特·艾利斯（Albert Ellis）（理性情绪行为疗法），另一位是仍然在该领域产生着深远影响的亚伦·贝克（Aaron T.Beck）（认知疗法）。这两种模型在主要方面存在共同之处；事实上，贝克承认艾利斯对其认知疗法的早期形成产生了影响（Beck, 1976, 2005）。然而，这两种模型也存在重要差异，并且各有优势。

整体而言，在最一般水平上，贝克和艾利斯的模型都认为，个体并不是直接受到事件本身的影响，而是受到了对事件解释方式的影响——这一著名原则可以追溯到古希腊斯多葛派的哲学家埃皮克提图（Epictetus）。

贝克在其许多著作中都提出，情绪障碍"表面"层次的特征就是负面自动思维，这种思维常常会在不知不觉中侵入来访者的意识，消极地扭曲其认知和记忆，从而导致情绪和行为障碍。例如，"我

什么是认知行为咨询？

考试会不及格"的消极预测就是一种负面自动思维。

然后，在第二层次或中间的、意识更低的层次上，来访者有某种"功能失调假设"，这种假设是有条件的命题，例如"**如果**我在某些事情上失败了，**那么**我就是个失败者"。

在第三层次或最深的、意识最难接近的层次上，则是负面的"核心信念"，这些信念是无条件的，并且作为关于自我、世界和未来的真理而被个体所接受，例如"我是个失败者"。

功能失调假设和核心信念是认知图式的组成部分，它们形成于人生的早期，这些认知图式可以被某种内部或外部的触发所激活，正如贝克所言，像一把"插在锁里的钥匙"。一旦被激活，该模式就会导致认知扭曲，随即出现自我维持的恶性循环。因此，在上例中，一场考试会触发一种图式，该图式包含了"我是个失败者"的核心信念和"如果我失败了我就是个失败者"的功能失调假设，而该图式引发了诸如"我考试会不及格"的负面自动思维。

艾利斯的模型同样提出，情绪困扰是对不良事件（A）的信念（B）所导致的结果（C），但是在如何界定信念方面，他与贝克不同。艾利斯界定了两种类型的信念，即推论和评价，推论指的是"如果……那么"的命题，它可真可假；评价指的是好坏的判断。艾利斯断言，只有其理论中所指出的某些严格而极端的特定评价才会导致个体出现情绪困扰。

我们已经介绍了认知行为咨询的两种模型各自在其概念和实证基

础上的优势。如上所述，贝克认知疗法的优势之一在于关注负面自动思维。在普通的日常思维中捕捉到负面自动思维，这是大多数来访者通常都能够认同的一项任务，并且帮助来访者学会如何捕捉或"捕获"负面自动思维，有助于他们发现那些非常难以捉摸的困扰，包括各种想法，并且它同样也有助于来访者开始摆脱这些困扰和想法，而这两种功能对于认知改变都是必不可少的。另一个优势是其治疗过程和方法，贝克深入到根植于图式的有害信念和意象后，提出了这一治疗过程，负面自动思维源自该图式，而认知疗法则通过该过程对这些信念进行重构。

另一方面，我们同样也介绍了艾利斯的独特贡献，尤其是推论和评价之间的区别，特定的非理性和理性信念之间的区别，以及健康的和不健康的、性质不同的负面情绪之间的区别。我们认为，如果不澄清以上两个领域，那么咨询师和来访者都会在评估、诊断和干预上感到困惑。

总之，负面自动思维可以是想法或意象，可以是贝克术语中的功能失调假设或核心概念，或者也可以是艾利斯术语中的推论或评价。功能失调假设可以是推论或评价。贝克体系中的一些核心信念就是一种评价类型——它们相当于艾利斯体系中"消沉的"自我、他人、生命或未来。在任何情况下，我们都认为，明确来访者的负面自动思维或功能失调假设是否是一个推论或评价，这一点很重要，并且我们在基本指南的相关任务中对此提供了说明。

　　　　　　　　什么是认知行为咨询？

你感觉如何?

这可能是咨询师向来访者提出的最重要问题之一,因此我们认为,作为一名咨询师,同样也来回答一下这个问题是颇为有益的,而这也是我们开始认知行为咨询介绍之旅的一部分。

在回答这个问题之前,停下来观察一下你正在做什么。感知你正在使用的感官和过程再来回答。通常,我们大多数时候都会无视自身的情绪体验,或者至少不会有意识地注意它们。情绪隐藏在幕后,它通常会激励我们奋勇向前,使我们克服面对的障碍,帮助我们识别对于所发生的事情,自己是否喜欢。仅仅当情绪特别紧张或者出现了问题时,我们通常才会意识到它们。否则,它们会是功能良好的、有益的,并且与我们的经验保持一致。痛苦告诉我们某件事是错误的,并且使我们意识到不适或者出现与某种情绪相应的行为。那么,你感觉如何?

如果你开始思考如何回答这个问题,那么你就会利用来自各种途径的信息。你可能会思考自己最近有些什么经历,或者将关注点转向预期不久将发生在自己身上的某件事。你可能会提高对自己身体感觉的意识,检查自己是否感到紧张、放松、警觉,或者可能感到疲惫。你可能会思考自己正在做什么,思考自己的情绪体验,以及它说明了什么。你可能立即开始思考自己此刻的感受,试图找到一些此时此地体验的概要。如果你在当下的生活中遇到了困难,那么你可能已经清楚地意识到了自己的情绪体验。你可能会对短期或中期未来的一些事件感到焦虑或担忧。你可能会对最近发生的某些事情感到沮丧或伤心。可能你会体验到受伤、羞愧、愤怒、嫉妒或其他各种情绪。甚至此时此刻你可能会感受到不止一种情绪。在我们看来，如果想要了解心理咨询和心理治疗的认知行为方法，如何回答这个问题是关键。如果你能够准确地回答这一特定问题，那么我们认为，对于如何运用这些知识来帮助与你一起工作的来访者，你已经了解了一大半。

当第一次看到"你感觉如何"这个问题时，你可能会给出习惯性的回答。想想看，在日常生活中你已经问了多少次这个问题。提问的形式可能会各种各样，比如，"你还好吗？"你身体还好吗？"，但是大多数时候，当我们这样问时，通常我们并不希望他人回答自己的身体健康状况，告诉你自己身体的各种不适。其实，通常我们是想询问他人的总体幸福感。大多数人会以习惯性的方式回答这个问题，例如"不错""还行"或"还好"都是常见的回答。然而，当你作为一名咨询师向来访者提出这个问题时，它常常并不是出于一种问候。你也并不希望来访者以其常用的方式，做出习惯性的回答。通常，当咨询师向来访者提出这个问题时，咨询师是希望来访者透露其内心世界、当前状况或者当下正面临的某些困难。作为一名咨询师，你需要围绕这个问题来补充某些内容，比如"你对那个感觉如何？"。但是当你在这种情况下提出这一问题时，你期望来访者所经历的过程与我们问你这一问题时所经历的过程是一样的。我们希望你进行思考后说出自己当前的情绪体验。

什么是认知行为咨询？

我们提问"你感觉如何?"不仅仅是为了引发思考,也是为了向你表明回答这个问题是多么不容易。在本章的其余部分,我们将逐步介绍认知行为咨询所使用的人类情绪的认知行为模型。我们深信,这一模型可以帮助你理解所有人,也包括来访者,是如何以某种方式来体验问题,我们相信这种方式将使你帮助来访者发生真正的改变。

"你感觉如何?"这一问题难以回答的原因之一就在于人类情绪的复杂性。情绪可以被视为一种广泛的理论结构,这个结构包括某种激活刺激事件、评估过程和反应,它既是感觉,也是与其密切相关的各种行为倾向(对情绪成分加工模型的更详细描述,参见Scherer,2009)。就认知行为咨询的目的而言,情绪可以被视为经验的浓缩,该浓缩就是下文要讲到的认知行为咨询中的ABC模型。

明确地表达情绪——认知行为咨询的 ABC 模型

认知行为咨询的核心在于明确地表达出此时此地的情绪问题。使用 ABC 结构并不新奇;它最初是由艾利斯提出的,目前已经以各种形式出现在几乎所有的认知疗法中。我们的核心模型是一种整合的方法,它使用了贝克和艾利斯的基本原理,因为我们觉得这是最直接的方法,它既综合全面,又便于咨询师和来访者进行理解。该模式也符合所有治疗和认知科学文献对情绪的理解（见图1.1）。

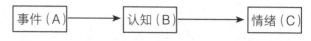

图 1.1　事件、认知和情绪关系的基本模型

在 ABC 模型中，A 代表事件，即激活事件（Activating Event）；有时也称为不良事件（Adverse Event）或不幸（adversity）；B 代表认知或者信念（Beliefs）；C 是结果（Consequences），代表了情绪。因此，核心原理是激活事件（A）导致了信念（B），进而导致了情绪和行为的结果（C）。需要注意的是，个体并不是以一种明显的时间序列经历了 A、B、C。实际上，ABC 是作为一个整体来经历的情绪事件。然而，对于希望完成的改变，重要的是要确定各个成分并理解它们之间的关系，从而进行必要的认知重构，而认知重构是所有形式的认知行为疗法存在的理由。

我们以报告焦虑症为例，这种焦虑很常见，它也是我们在基本指南的说明案例中所要解决的主要问题。根据 ABC 模型，并非将来某时刻要作报告这一事件（A）引发了焦虑情绪（C）。而是个人作出的推论和评估（B）产生了特定的情绪以及相应的行为倾向。A 可以是过去、现在或将来，B 可以包括推论（或者是记忆、意象或预测）和评估（功能失调的和功能良好的），负面情绪可以是功能良好的（或健康的）或功能失调的（不健康的），并且负面情绪与行为倾向（敦促采取行为）和实际行为密切相关。如上所述，一想

　　　什么是认知行为咨询？

到必须作报告就感到焦虑的来访者不会按照以下时间顺序经历其感受：首先想到作报告这件事，然后进行推论和评估，随后体验到情绪。如果日常意识真是这样，那么我们就会知道如何自助并质疑自己的信念。问题就在于这些经验发生得太快，以至于当 A 发生时，我们的情绪通常似乎是自动同时发生的，尤其是焦虑和愤怒。ABC 提供了一种有效的方法，使来访者能够明确地表达出自己的问题，然后作好准备，承诺去努力改变。

图 1.2 概要呈现了认知行为咨询的 ABC 模型。其基本前提是，作为人类，我们遇到了不幸（诱发事件 A），我们根据这些信息进行推论，然后对这些推论进行评估（信念 B），它进而导致了我们的情绪体验以及行为冲动（结果 C）。图 1.2 同样也清晰地表明了 C 和 A 之间的联系（它是一条虚线，因为并非总是 C 导致了 A）。许多问题都表现出了这种循环关系的特征（对于焦虑症和恐惧症中这种恶性循环效应的解释，参见 Beck & Emery，1985，以及本书第 6 章）。例如，对于许多焦虑症患者而言，焦虑发生在 ABC 模型中的 C 部分。然后这个 C 成为一个新的 A，因此他们随后又继续对自己的焦虑体验作出了更进一步的推论和评估，而这又会导致更多的焦虑、抑郁或愤怒，它取决于推论和评估的性质。在认知行为咨询中，这是一种元情绪体验，是对感觉的感觉，并且它常常会对个体产生破坏性的影响，成为问题在很长时间内持续存在的因素之一。在情绪问题中，元情绪体验（有别于元认知信念，它是对信念的信念）颇为常见，在随后章节中，我们将说明如何在评估

过程中对其进行思考。当然，元情绪问题可以在多个层次中持续存在。例如，你可能感到愤怒，随后感到羞愧，再是感到焦虑，每一种情绪都可以依据相互作用的 ABC 进行理解，它们也都可能成为自我维持的恶性循环。第 12 章到第 17 章介绍了相关的临床表现案例。

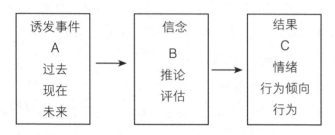

图 1.2　认知行为咨询的 ABC 模型

情绪生活——或 ABC 模型中的 C

不断了解和认识情绪一直是心理学、哲学、认知科学、心理咨询与治疗的一个核心主题。大约在西格蒙德·弗洛伊德（Sigmund Freud）创立了如今广为人知的心理疗法前 20 年，心理学家威廉·詹姆斯（William James）对人类为什么会有情绪体验以及如何体验情绪颇感兴趣。他提出了一套理论，认为当人类依据自身的情绪体验而采取行为时，人类知道自己感受到了什么。在一个常被引用的例子中，他说我们知道自己害怕熊，是因为我们发现

　　　　　　　什么是认知行为咨询？

自己正飞奔着逃离熊。这种飞奔行为告诉我们自己感到害怕。詹姆斯（1890）提出了一套情绪的行为认知模型。然而，其观点的不足之处在于未能说明日常的情绪体验，以及作为人类的我们感受变化的能力。难点就在于，詹姆斯没能解释为什么我们首先逃离熊。因此，这是一个A—C模型，在这个模型中，个体所面临的逆境A引发了情绪。这在来访者中太常见了，前来寻求咨询的来访者常常对其问题持有一种A—C模型，比如某人的行为如何使他们感到愤怒、抑郁、羞愧，等等。

让我们把詹姆斯举的例子放入现代情境中。以贫穷代替熊，以辞职代替逃离行为，以抑郁代替害怕的感受。现在我们都共同面临着一种困境。它是如此常见，以至于英国卫生部最近投入了大量资金到"促进接受心理治疗"项目（Department of Health, 2007），以帮助身处抑郁或焦虑的人们。如果应用詹姆斯的理论，那么，如果贫困者注意到了自己的行为，他们就会知道自己是抑郁的——他们已经放弃、退出、主动辞职了。这种行为不可能解决贫穷的关键问题。无论任何方面，退出和辞职都不会给我们带来收入或激励。事实上，这和一看到熊就躺下一样。在这种情况下，我们只能寄希望于熊觉得乏味无趣而离开，而不是向饥饿低头。全世界有很多人生活在贫困或冲突中，但是大多数人并没有感到抑郁或辞职。当然，他们也会有一些负面的情绪，但是却仍然努力去面对问题。少数人会深感抑郁并屈服，他们受困其中，无法逃离自己所面对的那只熊。贫穷很少会自然而然地自行消失。

因此，如果行为或环境决定了我们的情绪，那么在面对同样的问题时，人们的感受和表现会有怎样的不同？这个问题的答案就蕴含在去了解你感觉如何之中。

健康的情绪相对
于不健康的情绪

认知行为咨询的主要目标是帮助来访者克服**不健康的**负面情绪，例如在面对现实中的逆境时，他们的反应是焦虑和抑郁、相应的自暴自弃和功能失调行为，而不是诸如担忧或悲伤这类**健康的**负面情绪，以及有助于解决而非加剧问题的功能良好行为。在基本指南中我们将说明，明确来访者的情绪问题及其相应目标是认知行为咨询的重要任务之一。关注这一点是出于一个清晰明了的原因。

对于人类本性的核心问题，认知行为咨询的两位创始人贝克和艾利斯的观点是一致的。他们假设，人类的生活具有共同目标。正如艾利斯所说，除了基本的生存、适应和繁殖，所有个体都被驱动去追求日常目标，如关系、工作和成就——以及快乐。尽管这种范式很简单，但是它却为开始理解人类的痛苦和不幸提供了必要的起点。带着心中的这些目标，我们开始生活，通过形成关系获得知识和技能，并学习如何使自己的幸福最大化，以努力实现我们的基本目标。然而，生活并非一帆风顺。我们会遭遇逆境和挑战。在绝大多数情况下，对这些逆境的"健康的"负面情绪反应实际上会激励我们努力克服逆境，去实现自己的目标。然而，有时候我们会把健康的负面情绪变成与此类事件相关的不健康困扰，

什么是认知行为咨询？

并且基于这种困扰而形成阿尔伯特·艾利斯所说的不健康负面情绪以及亚伦·贝克所认为的精神障碍症状。无论如何，这种情绪体验导致了功能失调行为，而这种功能失调行为又进一步阻碍我们去完成基本目标，或者使我们在面对事件时感到无能为力。

根据这一推理，我们认为对于认知行为咨询而言，要解决的**问题**是这些不健康的负面情绪和功能失调的行为（而不是逆境**本身**），认知行为咨询的**目标**是发展健康的负面情绪及相应的功能良好行为。理性情绪行为疗法中已经给出了一些例子，它们清楚地描述了促使我们努力克服困难的一些健康负面情绪。在认知疗法（Beck，1976）中，有些原本的认知疗法的变体通常遵循了一种诊断的或准医学的模型，并且将问题情绪和行为界定为一种精神障碍的症状。情绪被视为表现出的各种症状，是潜在的一些精神障碍的结果。在认知行为咨询中，我们没有采纳这种界定，因为它并不认为在健康的和不健康的负面情绪之间存在着重要的本质上的区别。

我们发现，如果不帮助来访者区分出健康的和不健康的负面情绪，那么当他们面对逆境时，就会处于不利地位。例如，假设我们要帮助一位怒火中烧的来访者。在诊断系统中，来访者正遭受愤怒**障碍**的折磨，并且这种愤怒是一种可以根除或降低的症状。因此，我们的目标是帮助来访者，使其在面对触发刺激时，不那么愤怒、更放松、更少爆发情绪。有时候，这种方法是可以接受的、恰当的。然而，如果降低唤醒会使来访者今后更易受到伤害甚至虐待，并且无法帮助他们采取功能良好的行为以解决其当前生活中所面临的挑战，那么结果又会怎样呢？如果你谈过恋爱的话，你可能经历过有时候会对你的恋人感到愤怒。设想一下，如果那个人常常对你不好，对你冷酷无情，并且试图控制你。你感到愤怒而前来寻求帮助，并且学会了降低自己的生理唤醒，这样你就不会再体验到常常无法控制的、如此强烈的情绪。随后的一种理想状态是你完全从愤怒中解脱出来，然后发展出维持这种状态的技能。但是，什么给了你解决问题的勇气呢？在这种情况下，我们会鼓励来访者去感受健康的愤怒（第14章），这种感受会使他们有勇气去面对伤害自己的人，然而是以一种安全而受控制的方式。这种方法有助于从最开始就明确情绪目标，并且是认知行为咨询实践中所使用的常规方法。

我们认为，情绪既存在质量的差异也存在数量的差异。因此在认知行为咨询中，目标是改变质量（或情绪的性质）而不仅仅是数量（强度）。任何情绪都有其目的，负面情绪的目的是提醒我们注意到问题，作好处理问题的准备，并且直接激发我们的行为（Frijda，1986）。然而，尽管健康的/功能良好的负面情绪是适应性的，但不健康的/功能失调的负面情绪却往往是不适应的，并且使问题悬而未决，甚至恶化。如果治疗目的只是为了减少功能失调的负面情绪，却忽视增强健康的功能良好的情绪，那么最终只会使来访者降低其感受的强度，而这并非适应性的。认知行为咨询的目标则不相同，我们希望来访者去感受，并且帮助他们适应得更好，而不是使其回到非唤醒状态，或者最糟糕的低于唤醒的状态，我们希望他们有不同的感受。下面的例子说明了这一点。

小思考　　　　试着回忆一下，最近一次你因为即将发生的、期望会有好结果的某一事件而备感焦虑的时刻。它也许是面试、作报告、考试、看牙医、约会，等等。一旦你回忆起这样的事件和相应的感受，你就会记起自己做了什么或想做什么。你也许想取消面试或约会，你也许会寻求安慰，认为事情会好起来，你也许使出了浑身解数来分散关注点或降低唤醒，使自己不受这些事件的困扰。在应对事件之前，你已经作好了充分准备还是准备不足？焦虑对你有何帮助？也许，焦虑没起到多大作用，甚至还可能加重焦虑。现在想一想，就在事件实际开始发生之前你感觉如何。你可能是坐在候诊室里，或者等待观众安静下来，或者等待那一天的到来。安慰或放松战略奏效了吗？还是你仍然对事件的逼近而感到焦虑？现在回忆一下，当事件真正发生时你感觉如何。你是立即开始享受这种体验，还是专注于自己的表现，或者关心他人是如何看待你的，或者在想接下来会发生什么？这一事件结束后，事情的发生符合你的预期吗？或者你原本可以表现得更好？

现在试着回忆一下，你在某一时刻深切关注即将发生的某事件。它也许是采访、亲人的健康、手头的任务、约会，等等。你真心希望该事件的结果有利于自己或者你在乎的人。这种深切担忧让人并不舒服，但是，你想过回避这一事件或问题吗？或者你有动力去解决问题吗？可能这个动力是内在的，你甚至没有思考就做出了行为。现在对比一下这两种情况。你是愿意在倍感焦虑、内心想回避、满脑子都是夸大了的可能的消极后果的情况下，去趋近一个（对自身或自身形象的）潜在威胁呢，还是愿意带着关注和谨慎的心态，去勇敢面对这个威胁呢？你自己决定。

功能良好的（健康的）情绪会提供一种内部激励，使我们以一种面对困难时应有的方式而采取行动。另一方面，功能失调的（不健康的）情绪是内部适应不良的、自我挫败的，无论它们带来了多么深刻的情绪体验。这些功能失调的情绪形成了认知行为咨询模型中的第一部分。它们是结果（Consequences，C），它们界定了来访者所面临问题的性质。在直观上将功能失调的与功能良好的情绪区分开来并非难事，然而要用语言表达出来却并不容易。我们在表 1.1 中提供了一些指导（更细致的区分参见 Dryden，2008）。

什么是认知行为咨询？

在认知行为咨询中，我们会进行这种区分，以帮助和鼓励来访者来识别功能失调的情绪并用功能良好的情绪将其替换。这可能包括降低唤醒，但是这对于来访者真正解决问题几乎毫无帮助，简单地说，因为来访者这样做对自己毫无益处。想想前文中请你回忆思考过的体验（见表1.1）。实际上，如果你对于体验几乎没有任何感受，那么你能有什么收获呢？你可能还没有作好准备去感受情绪体验，而更糟糕的是，你根本就不关心结果。我们给咨询师的建议是，在与来访者讨论问题和目标时，要注意这些。功能失调的（或不健康的、不正常的）和功能良好的（或健康的、正常的）情绪的概念并不是理性情绪行为疗法所独有的，它们也是认知科学（Power & Dalgleish, 1997）所采用的一种范式。

表 1.1　功能失调的和功能良好的情绪

功能失调的	行为倾向	功能良好的	行为倾向
焦虑	回避威胁	担忧	趋近威胁
抑郁	退缩，回到自我	悲伤	交流感受
功能失调的愤怒	寻求报复或憋在心里（从而没有解决问题）	功能良好的愤怒	在受到伤害时坚持自我
伤害	生气并等待他人去处理	悲伤	开放地交流感受
羞愧	隐藏自己或远离他人	失望	勇敢地面对他人
内疚	乞求宽恕或否认行为不当	懊悔	请求原谅或受到处罚
恶性嫉妒	寻求获得所渴望的东西，无论它是什么	良性嫉妒	努力获得所渴望的东西

功能良好的行为倾向相对于功能失调的行为倾向

当感受到某种情绪时，我们总是会产生做出行为的一种冲动，或者会自发地做出行为。在认知行为咨询中，这种行为冲动被称为一种行为倾向。每一种不健康的和健康的情绪都有各自相应的行为倾向。一般说来，不健康的情绪会导致功能失调的（如回避的）行为倾向，而健康的情绪会导致功能良好的（如趋近的）行为倾向。以羞愧感为例。当我们感到羞愧时，我们同时也会感到自己想要退缩、隐藏、逃避他人目光或审视的行为倾向，我们就是想逃避。当我们感到失望时，行为倾向则不相同，我们会容忍审视，并利用所学到的东西进行自我完善。咨询师可以采用多种方式来运用这些信息。咨询师要了解行为倾向，鼓励来访者做出不同的行为，使其变得能提升自我，而不是挫败自我。对于来访者难以用语言进行描述的感受，咨询师也可以帮助其通过行为倾向来进行描述。

生活是一种挑战——或 ABC 模型中的 A

为了努力实现人类的基本目标，我们会遭遇各种生活的挑战。这些挑战是我们遭遇的逆境，并且它们往往是最初激活我们情绪体验的事件。这些逆境的表现形式可能是挫折、过错、困难和机会。它们可能来自我们自己、他人、我们身边的世界或未来。无一例

　　　　　什么是认知行为咨询？

外，几乎所有人都会遭遇逆境。在认知行为咨询模型中，挑战和逆境是诱发事件（Activating Events，A）。

虽然诱发事件不会直接导致反应，但是它能够引发情绪反应的不同类型；经验会误导我们——以及我们的来访者——去相信是诱发事件导致了反应。的确，一些诱发事件似乎是个人情绪体验的直接原因。设想蜘蛛恐惧症者看到一只蜘蛛正向自己爬来时出现的恐惧感和极端行为反应几乎是无意识的。然而，蜘蛛并不会导致反应。同样，其他人是无法让我们生气的，虽然他们可以使我们出现生气的行为。不幸的是，当所有人体验到情绪问题时，却很少立刻得出结论：是我们在自寻烦恼。因此，许多来访者初次进入治疗关系时，很少能够立即说出自己应该对情绪负责，因为这需要他们觉察到情绪的根源正是自己。相反，他们通常将自己的情绪反应归结为诱发事件。因此，来访者还是无法摆脱其问题，只要内心还持有这种观点，那么就只有在事件变化或消失后，他们的情绪才会发生改变。

在介绍认知行为咨询模型时，我们并没有强调在本阶段要告知来访者其问题的历史和起源——以往的诱发事件。相反，我们会一开始就呈现一种情景式的、横断面的（或水平的）构想模型，并关注于当下的诱发事件。我们并非忽视对过去的考虑，而是更喜欢首先关注来访者当下的经验。这不是因为个人的过去不重要，而是因为根据认知模型的假设，对来访者问题的回答并不在于解决其以往的问题。因此，在认知行为咨询模型中，来访者不断将其呈现为问题的历史事件界定为诱发事件 A 的一种形式，来访者带着其记忆中的诱发事件进入当下。当然，在以下章节中，我们将说明在包含了个人经验和学习历史的、纵向的（或垂直的）构想中，如何运用认知行为咨询模型。

要想列出来访者遇到的所有典型性的诱发事件是不可能的，不过在文献中的确可以看到这些主题。例如，抑郁通常与失去或失败有关（Beck，1976；Beck et al，1979），焦虑通常与威胁有关（如 Wells，1997），愤怒通常与过错有关（DiGiuseppe & Tafrate，2007）。

寻找生命的意义——或 ABC 模型中的 B

令人困扰的并非事件本身，而是对事件的看法。

这句话出自希腊哲学家埃皮克提图（公元 55—135 年），与认知行为疗法有关的书籍会经常引用它，因为这句话巧妙地展现了认知理论的关键概念元素。埃皮克提图所说的对待事件的看法，指的是我们对自身经验的想法和信念。正是这些想法和信念使得 ABC 模型中有了 B。

在认知行为咨询中，信念 B 可以分为推论性的和评估性的。两者在情绪体验的调节中都很重要，并且它们之间有一种特殊关系。

什么是认知行为咨询？

简而言之，对诱发事件的推论形成了认知框架，而评估则提供了情绪的热度。然而，它们之间的关系不是单向的，当我们对推论进行了评估后，会进一步继续进行推论。

推论

作为推论和意象的思维在我们头脑中往往是短暂的，尽管它们也可以成为持久的、习惯性的。贝克（1976）认为这些经验是负面自动思维。然而，推论不一定是负面的，除非已经对其进行了评估。在认知行为咨询中，推论是超出现有的（真实的或想象的）信息而对事件的一种判断。意象可能与推论有关，也可能单独存在，意象的形式可以是视觉的、其他感官记忆集合的，或者是对未来情景的想象。例如，如果向观众介绍自己的工作令来访者感到焦虑，那么当提醒他即将发生的事件时，如通过邮件告知即将进行项目报告，焦虑可能就会加深。这时，个体会推断报告将一塌糊涂（尽管很希望作好报告）。他可能推断出"人们会发现我根本连自己都不知所云！"这是一个推论，因为此刻对事件作出的推断是针对未来的，并且根据以上定义，它超出了现有的信息，因为直到事件发生之后，他才会知道观众的评价（即使那个时候，对于来访者而言，明确观众的真实反应也将是一个重大的挑战）。因此，一个面向未来的推论通常是对事件的一种预测或预报。同样的，来访者可能是当天才拿到这个项目，他想象着自己站在毫无兴趣或眼光挑剔的观众面前，满屋子都是嘲笑和皱眉。这种经验，无论是推论或意象，都是对诱发事件的触发刺激所产生的自动回应，因为它们是突然产生的，常常不请自来。然而，推论也可能是深思熟虑后的结果。在抑郁症中，个体可能会花相当多的时间去思考某个特定的失去或失败，推论其背后的原因。

在主流的认知行为疗法中，推论往往是治疗中相当受关注的重点。因为推论超出了可用的证据，其真实性有待质疑。例如，如果来访者推论出没人喜欢自己，咨询师会要求他仔细想想自己被人喜欢的时刻。通过这样做，咨询师温和地鼓励来访者去质疑推论的真实性或证据的可靠性。当我们试图理解自己的困境体验时，推论也往往产生了进一步的推论。以推断没人喜欢自己的来访者为例，这很有可能源自先前的推论，即认为某个重要他人不喜欢自己，而这反过来可能又随后生成了另一个推论，即认为重要他人对自己不好，等等。在基本指南中，我们将介绍揭露推论链的技术。现在，思考一下以下案例，它来自临床对话，其中来访者对接待员和自己说话的方式感到很愤怒：

> 咨询师：那么，在你第一次走近接待员时，他没有立即招呼你，而是在看电脑屏幕？
>
> 来访者：是的。他们甚至不想拿正眼看我（推论）！
>
> 咨询师：后来又怎么样了？
>
> 来访者：我说"你好，我预约了10点整"，他们再次忽视了我（推论）。他们就是认为我无足轻重（推论），就像别人对我那样（推论），没有人尊重我（推论）。

什么是认知行为咨询？

从以上例子中我们可以看到，推论常常是对事实经验的断言或声明。然而，重要的是，咨询师要帮助来访者认识到推论只是假设，因为其推论（或假设）超出了他们实际上所知道的东西。

在认知行为咨询中，推论（或意象）对于情绪体验是必要的而非充分的。如果要产生情绪问题，则必须对推论的想法进行更多的评估。我们稍后会提及评估性信念。然而，通过一个隐喻的例子来说明我们的观点会有助于读者的理解。如果你想烘烤海绵蛋糕，就会需要一些原料，通常你要逐一添加这些原料，将它们混合起来。然而，将原料混合好后并不意味着蛋糕就做好了，但是快了。要想做出海绵蛋糕，你需要加热，而将这些混合好的原料放进烤箱就行了。由于有各种各样的海绵蛋糕，所以这些原料可能存在明显区别，然而加热是做蛋糕所必需的。在这里我们可以认为，原料类似于推论，而评估类似于加热。

以下记录选自督导会面，它进一步说明了这一点。

> 培训师（或督导师）：假如你遇到一位来访者说"没人爱我"，那么你认为这个人的感受是什么呢？
>
> 培训生（被督导者）：（做出了本能的回答，也许其判断使回答带有偏见）我想他们会感到抑郁。
>
> 培训师（或督导师）：你是怎么得出这个结论的呢？
>
> 培训生（被督导者）：嗯，这种感觉真难受，不是吗？要知道，认为没人爱自己，尤其是如果你那样想的话，

这真的会让你很失望。

培训师（或督导师）：好的，那么你认为来访者可能会怎么做呢？

培训生（被督导者）：放弃，抑郁，也许不再和别人交往。

培训师（或督导师）：这些行为能帮助他们找到证据来反驳没人喜欢自己的判断吗？

培训生（被督导者）：不能，完全不能。他们也许会把自己的情感隐藏起来。那样可能会使别人无法了解来访者，然后再决定是否喜欢这个人。不过我不得不说，人们很难去真正喜欢那些坚持认为没人喜欢自己的人。

培训师（或督导师）：我想，要看出它怎样形成了一种循环这很容易。但我感兴趣的是，为什么你很容易就认为没人喜欢自己的想法，让你感到抑郁，即便现实生活中真的没人喜欢你。

培训生（被督导者）：让我想想我是不是明白了你的意思。你是说如果没人喜欢这个来访者（也许是这样，也许不是这样），除了抑郁，他们还会有别的感受吗？

培训师（或督导师）：嗯，先别忙。首先让我们想想来访者，或者处于那种情况下的任何人，想到没人喜欢自己就会感到抑郁。它是自动产生的吗？任何人无论什么时候想到"没人喜欢我"都会感到抑郁吗？

什么是认知行为咨询？

培训生（被督导者）：我不这样想。我想这个念头会让人觉得不安，我们都是社会性动物。这会让我们的生活变得很困难，所以我们可能会放弃，被抑郁情绪所控制。

培训师（或督导师）：我来帮帮你。得出"没人喜欢自己"的结论后，来访者可能会感到抑郁，但是我想这个念头可能还会让他们感受到别的情绪。你能想到他们还会有其他什么感受吗？

培训生（被督导者）：当然。成为不讨喜的人也许会让他们感到羞愧。他们也许因其他人没有善待自己而感到生气。他们也许会对必须参加一些社交活动而感到焦虑。他们也许会对自己的某些行为而感到内疚，这些行为使得别人对他们不太友好。

培训师（或督导师）：好的，现在这听起来更像一般人的想法了！如果这个相同的想法，或者更确切地说，这个相同的推论会导致各种不同的情绪，以及相应的行为，那么是什么决定了他们的感受呢？

培训生（被督导者）：我想是他们过去的经历吧，来访者很久以前的经历，还有近期的经历。

培训师（或督导师）：我想知道你为什么会这么想呢？

培训生（被督导者）：嗯，这很明显嘛。大多数模型都在信念形成中提到了早期的生活经历。所以我猜，如果来访者在孩提时代曾经有过不好的经历，也许是遭到了父母的批评，那么他们可能就会对不喜欢自己的人比较敏感，并且可能会得出结论，说没有人喜欢他们，从而扭曲了他们对现实的认知。

培训师（或督导师）：让我们来看看所有的猜测和推论。你说得没错，许多关于信念形成的理论常常都会提及早期学习经验的影响。你刚才指出，在许多情况下，都会出现负面反馈或批评。

培训生（被督导者）：嗯，是的，当然。

培训师（或督导师）：如果其他人在自己的生活中也经历了一样的反馈和批评（包括远期和近期事件），他们也认为没人喜欢自己，那么他们会比来访者更感到抑郁吗？

培训生（被督导者）：我想是的，我想不出来为什么不是。

培训师（或督导师）：那他们会怎么做呢？

培训生（被督导者）：可能不只是早期经历，因为你要我想象它对于这两种人都是一样的。我想，如果你添加了更多的情绪到观察或推论中的话，就会使自己更抑郁。

培训师（或督导师）：你会怎么做呢？

培训生（被督导者）：我会对没人喜欢我这个推论进行

另一种评估。因此，一个人可能会认为这实在太糟了，而另一个人可能会认为这确实很糟，但还不是最糟糕的事。我想这样就会扭转或者夸大推论。

培训师（或督导师）：好的，不错！

如果推论作出的判断超出了可用的信息，那么它可能是正确的，也可能是错误的。在对来访者进行咨询时，你总是会遇到明显错误的推论。例如，如果来访者推断说妻子"绝对讨厌我的一切"，那么就可以确定它不可能完全正确，因而是错误的。然而，有些推论并不太明确，尤其是涉及对未来的预测时（比如与焦虑有关的问题）。例如，推论说一位女士可能会拒绝进一步发展浪漫关系。因而，对这些推论就难以进行有效的挑战。所以在认知行为咨询中，我们建议对于来访者所给出的评估给予相同的甚至更多的关注。

评估

正如以上摘录所示，认知行为咨询模型认为信念是非常重要的，信念是对事件推论的评估。正是这些评估而不仅仅是推论，造成了此时此地的情绪困扰。推论不过断言了什么是正确的或错误的。评估推断了我们的好恶、爱恨；换言之，即我们的喜好。对评估的感知和对推论的感知是一样快速的。人类似乎凭借直觉就接受了自己作出的评估，认为它是真实的或正确的。

为了说明评估的重要性，让我们回到上文中的报告焦虑症案例。我们可以从两种形式来思考事件、推论、评估、情绪和行为倾向：

    1. 通过邮箱接收到项目后，吉尔推论"人们会发现连我自己都不知所云"，并且这一推论被评估为"事实就会如此，这太可怕了"，这让吉尔感到焦虑，想装病，这样他就不用忍受这种感觉了。

    2. 通过邮箱接收到项目后，吉尔推论"人们会发现连我自己都不知所云"，并且这一推论被评估为："即便事实真是如此，虽然这会很糟糕，但它并不是世界末日！"，这让吉尔感到担忧（挑战了两种评估，并且相信第二个是真实的），想为这种经验作好恰当的准备。

因此，这两种形式之间的区别是什么呢？在第一种中，吉尔对推论的评估是它很可怕，而在第二种形式中，吉尔对推论的评估是它的确糟糕，但并不可怕。改变对推论的评估会产生不同的情绪和行为结果。

评估被定义为对某个事件或经验的好坏价值判断认知，而相比之下，推论则是断定一个命题是否为真，虽然评估显然也可能是真的或假的。大多数情况下，我们并没有意识到在生活中频繁发生的、与情绪困扰无关的那些评估。想想你喜欢的食物。想象它的气味、口感和味道。你喜欢自己想象出的内容吗？当然，答案是

什么是认知行为咨询？

肯定的，我们要求你去想自己喜欢的食物，是因为我们知道，这与内隐的食物好坏评价有关。作为人类，我们知道这一点。同样的，当我们自寻烦恼并且在评估时夸大坏处时（事实上并没有那么糟糕），我们也同样相信自己是对的。因此，认知行为咨询的基本任务就是帮助来访者以各种理由和方式挑战自己的评估。

评估可以采取许多形式。在理性行为认知疗法中有四种功能失调的或"非理性的"负面评估：苛求的、糟透的、低耐挫性的，以及自我/他人/生命贬低的。所有这些或内在或明显地都带有前缀"绝对的"，这使其变得严苛而极端。例如，绝对能够或不能、绝对可怕、绝对无法忍受和绝对毫无价值。以上每一个都有四种功能良好的或"理性的"替代选择，即强烈喜好、相对糟糕、高耐挫性，以及自我／他人／生命接纳的。在认知行为疗法中，许多共同的认知扭曲在本质上也都是评价性的，而非推论性的：应该/应当/必须、过度泛化、夸大（和最小化），以及贴标签。显而易见，这两种方法之间有许多相似之处，我们在认知行为咨询中也运用到了所有这些。表1.2中界定了有待进行干预的评估和目标类型。

表 1.2　有待干预的评估和目标类型

导致困扰的评估	干预的目标
苛求：绝对应该、应当、必须、需要	灵活的喜好/期望
这些可以是个体（自己或他人）必须有怎样的行为／思考／感受或者生活必须是怎样的	根据个体期望或想要什么而非必须怎样来进行评估

导致困扰的评估	干预的目标
极端夸大	评价为糟透的
对经验或推论的评估是如此糟糕/负面/可怕,以至于它真的糟透了或者真的是一场灾难	在一个连续体上而非在连续体的一端,对引发推论的相关经验进行评估
总体贴标签	接纳
仅基于个体或情境的某方面而对个体或情境作出了整体性的自我/他人/生命贬低的评估	仅凭借一种方式,无法清晰地对自我/他人/生命进行整体性的评估
挫折令人无法忍受	挫折是可以忍受的
如果个体将一种经验或推论评估为无法忍受的,那么他就会对该经验无能为力	虽然引发推论的一种经验被评估为令人不适的,但它是可以忍受的并且值得与之抗争

本章介绍了在明确来访者的问题时,我们所使用的整合的 ABC 模型的基本原理和概要。关于该模型的更多内容,如恶性循环和复杂链条(它们有助于咨询师了解来访者表述中的更多纵向因素),我们将在随后的基本指南中进行介绍。在基本指南中也介绍了认知行为咨询的任务。

第1部分

认知行为
咨询基本指南

第 2 章

基本指南的
结构与概要

在认知行为咨询的第 2 版基本指南中，基于第 1 章中所概述的整合模型，我们会带领你作为一位认知行为咨询师，去了解认知行为咨询的基本原理和实践。我们会以一种直观的方式来呈现咨询过程，从最初的准备贯穿至认知行为咨询的所有阶段，直至最后一次咨询和定期复查。

四个阶段

我们认为作为一个过程，认知行为咨询包括四个阶段——准备阶段、开始阶段、中间阶段和终止阶段。准备阶段从初次会面前的咨询推荐开始，这时要初步判断咨询推荐是否恰当。然后就是至关重要的初次会面，这时要建立一种关系，总体了解有哪些主要问题、解释认知模型，并帮助来访者理解它会对自己有何帮助，所有这些都要在来访者获得知会同意之前完成。

在接下来的开始阶段，就可以进行认知行为咨询的实际评估工作，这时咨询师和来访者以一种引导式探索的精神，在认知评估和界定的具体工作中相互合作，其目的在于帮助来访者获得一种"认知"框架，如果来访者想要通过治疗而发生改变，那么就必须学会这种框架。

在中间阶段，为了最好地解决情绪和行为问题，咨询师和来访者必须围绕着工作，在每次会面中和前后两次会面之间，共同紧密合作，并且通过认知改变而实现目标。

最后，在终止阶段，咨询师要帮助来访者"接管问题"，并且成为

基本指南的结构与概要

自己的咨询师，从而使来访者的潜能最大化，以维持治疗的效果并克服未来将面临的问题，这时咨询师要准备终止咨询了。

我们根据以上四个阶段的结构对指南进行了组织，将工作联盟的概念融入其中，使用了第 1 章中描述过的分析问题的 ABC 框架，并详细说明了在这一方法中，咨询师需要完成的重要任务和来访者会面对的步骤。

工作联盟

认知行为咨询的核心成分——明确问题和目标、完成任务以实现目标、建立咨访关系——构成了工作联盟的基础，博尔丁（Bordin，1979）从以下三种成分的角度，首次对工作联盟进行了界定：关系、目标和任务。

建立和维持工作联盟是认知行为咨询师的工作。咨询师必须与来访者建立一种强大而持久的关系，以指导来访者明确问题和目标，并对其形成一种认知界定，以帮助来访者承担起需要面对的实际任务。为了使工作联盟的这些构成有可操作性，我们使其变为了一系列咨询师需要完成的任务以及来访者会面对的步骤。

ABC 框架

在设计工作联盟的各项咨询师任务和来访者步骤时，我们绘制了在第 1 章中描述过的认知行为疗法的整合模型。与第 1 版一样，我们使用了一种通用的 ABC 组织框架版本，在这种框架中，A 代表外部或内部的不良事件，B 代表认知，包括评价性信念、功能失调假设和其他推论，C 代表对不良事件的信念所导致的情绪的、行为的以及进一步的认知的结果。这一 ABC 组织框架如图 1.2 所示。

对于咨询师而言，并且有时候对于来访者而言，ABC 框架都为整个咨询过程提供了一个明确的指南，其中包括认知评估、界定和干预。根据我们的教学经验和临床实践，我们认为对于大多数心理健康问题，它是一种最易理解的横断面描述和解释框架。在本指南中，我们说明了如何将其运用于不太复杂的问题，并展示了咨询师如何运用它，来获得来访者当下的大部分相关经验。

稍后我们将进一步介绍在更复杂的情况下，可能会出现的 ABC 模型。这种情况就是 ABC 的运转是一个恶性循环，而这种恶性循环维持或恶化了问题。在更复杂的情况下，虽然有些信念源自早期学习，然而它们却被当下的负面事件反复激活。ABC 框架也包含了源自早期的意象和信念。

最后，ABC 框架已进行了些修订，而且还可以进一步修订，以适用于我们在基本指南中未能谈及的更严重问题，特别是精神病（如 Chadwick et al，1996；Harrop & Trower，2003；Byrne et al，2006；Chadwick，2006）。

咨询师任务

咨询师任务和来访者步骤自然会

出现在准备阶段、开始阶段、中间阶段和终止阶段，而这也是本指南的结构。每个阶段都有一个基本原理和目标，而任务和步骤是为了完成该阶段的目标。首先我们概述了该阶段的基本原理和目标，然后对任务进行了描述。我们会以一种推荐的顺序呈现任务，而在推荐的顺序中，手头的任务通常应该在继续下一个任务之前完成，尽管并非一定要如此。不过，这只是一个指南，而不是指导手册——在下文中我们会讨论二者之间的区别，但大致而言，这意味着我们并不建议一定要严格遵守所推荐的顺序，我们只是提供了一系列选择点——咨询师要注意来访者的特殊需要，并灵活作出反应。

每个特定任务在其适用的地方都包括三个组成部分。第一部分简要介绍了任务的目标以及咨询师为了完成任务所需具备的素质和技能。第二部分则对于任务所包含的步骤，给出一个行动概要。第三部分是一个案例，它是咨询师琼·怀特（Joan White）和来访者布莱恩·戴尔（Brian Dell）之间的一个示范性对话，其中对来访者进行了简单介绍。

来访者步骤

认知行为咨询是一项需合作完成的任务，因此除了咨询师有任务要完成，来访者也有自己的任务。我们将它们称为来访者步骤，以避免将其与咨询师任务相混淆。在达到治疗目标的过程中，咨询师的责任是帮助来访者明确、思考、选择，然后遵循这些步骤。

为了协助咨询师完成这些任务，我们也为来访者提供了指导意见，在每个指导意见中都对来访者步骤给出了推荐的顺序。这些步骤是为了引导来访者有条不紊地完成认知行为咨询过程，从认知行为咨询的最初思考和准备、评估、认知行为咨询过程中的界定和认知改变方法，直到认知行为咨询最终结束后，帮助来访者成为其自身咨询师的方法。所以咨询师要知道应当运用哪一步骤，以及何时使用它们，我们在每个咨询师任务的相关地方对其进行了介绍和描述，并且也在附录中以图表形式呈现了出来。

指南的篇章结构

指南分为7章4个阶段——准备阶段（2章）、开始阶段（2章）、中间阶段（4章）和终止阶段（1章），表2.1中对此进行了归纳。

表2.1 基本指南部分（第一部分）的篇章结构

第3章: 准备阶段 I —— 破冰: 最初筛选、初次会面、建立关系	本章介绍了始于收到咨询推荐和最初筛选的准备阶段、初次会面、介绍认知行为咨询的工作方法，以及如何建立和维持治疗关系所必需的咨询技能。

第4章: 准备阶段Ⅱ——这会有用吗? 明确问题和目标、介绍认知方法、作出知会承诺	本章包括如何明确来访者的问题和目标并对其优先性进行排序, 如何拟定问题列表, 以及如何介绍认知方法并对认知行为咨询过程达成知会决定和承诺。
第5章: 开始阶段Ⅰ——具体问题是什么? 一个具体案例的认知评估	本章介绍了开始阶段, 并以一个具体案例的问题评估"适当地"开始了认知行为咨询过程, 详细分析了问题的一些关键方面, 即不良事件、功能失调的情绪和行为, 以及中介信念。
第6章: 开始阶段Ⅱ——我们的目标是什么? 界定问题、新思维、感受和行为目标	本章介绍了如何对问题进行界定, 以及如何构建其他功能良好的情绪、行为和信念。
第7章: 中间阶段Ⅰ——变得现实: 挑战和改变推论	本章介绍了中间阶段, 即从评估逐渐转移到干预, 它开始于来访者洞察认知方法之后。随后本章介绍了一些相关技能, 它们可以帮助来访者通过权衡证据以及在现实世界中展开行为实验, 从而检测推论的有效性。
第8章: 中间阶段Ⅱ——改变热思维: 挑战和改变评估	本章关注于如何通过辩论、意象法和"羞愧攻击"练习中的行为揭露, 从而挑战和改变核心信念以及其他评价信念。

第9章: 中间阶段Ⅲ——意象重构: 改变痛苦的记忆	本章关注于通过意象重构而改变痛苦的记忆。
第10章: 中间阶段Ⅳ——解决问题: 日程安排和家庭作业	本章介绍了一般情况下如何安排会面和对咨询过程进行管控。
第11章: 终止阶段——指导来访者成为自己的咨询师	本章的重点是指导来访者成为自己的咨询师, 双方要共同设想具体的、更普遍性的问题, 确保咨询终止后, 来访者掌握了相应的知识和技能去解决问题。

咨询师任务列表

该指南共包括21个咨询师任务, 分为7章4个阶段, 具体如下:

准备阶段Ⅰ和Ⅱ

1. 在会见来访者之前进行最初的筛选和准备

2. 初次会面并介绍将使用的认知行为咨询方法

3. 建立治疗关系

4. 从来访者的角度明确第一个问题

5. 确定来访者在第一个问题上的目标

6. 明确任何进一步的问题和目标, 并绘制问题列表

7. 介绍作为一种取向的认知疗法

开始阶段 I 和 II

8. 针对要使用的疗法达成知会共同决定和承诺

9. 举出问题的一个具体事例

10. 对功能失调的情绪、行为和信念进行评估

11. 界定问题：B—C 连接和恶性循环

12. 建构其他功能良好的情绪、行为和信念

中间阶段 I—IV

13. 检查 B—C 连接的洞察

14. 推论改变选项

15. 评估改变选项

16. 意象改变选项

17. 解决问题

终止阶段

18. 为终止作好铺陈准备

19. 对自我咨询的任务和步骤进行指导

20. 为终止后的挫折作准备——普遍性问题

21. 来访者最后的终止问题

第3章

准备阶段 I——破冰：最初筛选、初次会面、建立关系

认知行为咨询师怎么知道该如何开始呢？有任何必要步骤吗？咨询师如何确定自己当下是否做对了呢？这些问题以及其他问题常常会导致初学者四处寻觅手册或指南，希望能够知道"如何去做"。手册是高说明性的，它提供了精确的、逐步的指导，这可能会对咨询师有帮助，却常常对来访者毫无用处，因为每一位来访者都是独特的，而手册式的方法太僵化、不灵活而且无效（参见Kuyken et al，2009）。

在这一章里，我们还试图指导咨询师如何去关注来访者（还有咨询师！）的独特性，而这个问题在许多方面是无法预测的，它也是任何咨询师或治疗师一直都要面对的挑战，与此同时，对于如何进行咨询，以及如何在各种选择之间进行选择，我们也会给出建议。

来访者的期望

尽管每个来访者是独特的，但他们也有共同之处：几乎肯定的是，来访者通常都闷闷不乐、情绪低落，认为解决困难的希望渺茫，希望得到帮助，但也许讨厌寻求帮助，即使他确实寻求过帮助，对于能够提供帮助的任何人都不抱乐观态度。对于自己面对的困难，来访者可能已经纠结了几个月、几年，并对该问题思考了许久，却依然极度困惑，最后还是陷入了更多负面思维的恶性循环之中。他可能隐约地甚至明确地知道，哪种"治疗"或"医生"会对自己有益。虽然他期待有人询问自己的问题，也常常希望对此进行讨论，但是却发现这并不容易，它会让自己感到羞愧甚至痛苦。他希望咨询师具有专业知识和经验，能够尊重自己，有时间听自己讲故事，并能理解这个故事。然而，他可能心怀疑虑，认为咨询师还有其他"重要的"事情，会认为自己的问题微不足道，会面是在浪费咨询师的时间，或者他也许会怀疑自己遇到的咨询师是初学者或经验不足。另外，像医患关系中的那样，他可能会预期全权咨询师对自己"进行"治疗，治疗将"治愈"自己，他并未意识到

　　　　　准备阶段 I ——破冰：最初
筛选、初次会面、建立关系

也尚未准备好在认知行为咨询的过程当中，甚至在咨询终止以后，自己也必须承担一些工作。

这些问题都很重要，因为在认知行为咨询的早期阶段，来访者最有可能流失。因此，在准备阶段的这两个章节，我们的目标是为咨询师提供指导，帮助咨询师如何成功地留住大多数尽管有这些负面期望，但问题并不太复杂的来访者。问题更复杂的来访者会出现更大的挑战和困难。

咨询师的准备

在很大程度上，能否成功地留住来访者取决于初次会面之前的各方面准备。无须赘言，咨询技巧训练已经涉及了准备的一个基本方面，特别是基于罗杰斯来访者中心疗法的咨询技巧（参见本系列之 Mearns & Thorne，2007）。虽然我们认为本书读者中的从业者已经掌握了这些技能，但是本章仍然对基本技能进行了回顾，这是本章的任务之一。准备的另一个方面是要大致了解认知行为治疗模型，而对于那些依据本指导进行实践的咨询师，还要熟悉第1章中整合的认知行为咨询模型，特别是ABC框架。我们知道，咨询师会把认知行为咨询/ABC的框架应用于实际案例中，并尝试在该框架中去理解来访者的问题。但是咨询师也必须从来访者的角度出发去理解其问题，以一种完全开放的心态去倾听，坚持来访者中心的真正精神，并接受以下事实，即来访者几乎肯定拥有其不同的一套假设，它包括功能失调假设、负面自动思维，以及包含核心信念的不健康信念。咨询师必须容纳以下两种"世界观"，即 ABC 模型中的认知行为咨询师"世界观"，以及来访者心里有问题的"世界观"。咨询师还必须在咨询终止时具有前瞻性，甚至从第一次会面开始就为来访者准备这一切，因为他终需成为自己的咨询师，而这意味着习得咨询师的方法。

准备阶段概要

在这一准备阶段，咨询师的目标是教会来访者一种更"健康的"方法，从而替代来访者在面对其当下问题时，所使用的功能失调的方法。一旦初步洞察了来访者对其问题的理解，咨询师就要试着去完成以下这一艰巨任务，即将一种替代性的认知方法介绍给来访者，将其作为克服来访者问题的一种潜在方法。

基于以上目标以及其他目标，准备阶段包括了一系列咨询师任务以及相应的来访者步骤，它们可能会用去前两三次会面的大部分时间，如果情况复杂，那么可能还会需要更多时间。本章和随后章节（第3章和第4章）对这些任务进行了说明。作为准备过程的一个构成部分，咨询师还应当在早期就熟知最后阶段（第11章）。

准备阶段 I——破冰：最初
筛选、初次会面、建立关系

本章所包括的任务有：

1. 与来访者会面之前进行最初筛选和准备
2. 初次会面并介绍将运用的认知行为咨询方法
3. 建立治疗关系

对于每一个列出的任务，本章都给出了简介、行动概要和案例。在这些任务中还会提到如何使用来访者指南。

任务 1　与来访者会面之前进行最初筛选和准备

简介

最初筛选

当然，认知行为咨询过程始于咨询推荐，无论它是直接来自来访者（或来访者的亲属），或者来自一位医疗专业人士，如全科医生、专科医生或另一位心理健康专家。对于咨询师而言，无论咨询师是独自开业，还是在团队里与多学科同仁共同工作，咨询师所面对的第一个问题都是最初筛选：这位推荐而来的来访者适合接受认知行为咨询吗？在一定程度上，对这个问题的回答受到了以下因素的影响：咨询师是在英国国民医疗保险制度相关机构工作还是在私人诊所工作。在英国国民医疗保险制度相关机构中，由于资源有限，咨询师需要确认来访者的问题足够严重，有进行咨询的必要，这是咨询师的责任。在私人诊所中，咨询师则没有这种限制，但是她仍然有责任告诉来访者，自己是否认为咨询会有效、是否需要接受咨询，当然，她也可以不接受咨询推荐。

在最初筛选时可以决定不接受咨询推荐。然而，决定接受认知行为咨询推荐不仅涉及最初筛选，也涉及咨询师和来访者在面对面评估谈话中的进一步评估。

那么，咨询师应当如何作出判断呢？在这一部分，我们将为如何作出判断提供一些指导方针，这个问题可以在最初筛选阶段得到解决，但是可能需要一次或多次会面。这一决策过程的背景是第1章中概述过的 ABC 框架，随后基于这一点，我们会看看最初筛选的4个标准，不过这些标准都是维度性的而非类别化的，并且对于是否接受每位来访者，都必须作出临床判断（关于拒绝接受来访者的更广泛思考，又参见第4章）。

第一个标准

第一个标准是，来访者以某种功能失调的方式受到了困扰并且／或者表现出了行为，而这种失调达到了一定程度，从而使其生活质量（或在某些情况下，使得与其密切相关的他人的生活质量）受到了严重影响。这个标准指的是 ABC 框架中的 C。

第二个标准

第二个标准是，外部心理逆境或内部生理症状——ABC 框架中的 A——引发了情绪和／或行为问题，而不是受到了身体疾病或损伤的直接影响，如痴呆症（虽然咨询师要记住，来访者会对生理 / 医疗事件产生心理反应）。因此，如果来访者受到了不良生活事件如拒绝或失败（A）的触发而产生了情绪和行为困扰（C），那么这种模式适用于认知行为咨询，然而如果 C 是诸如痴呆症这类器质性损害的直接结果和症状，那么这种模式就不适用了。来访者的抱怨可能表现为 A（逆境）或 C（痛苦或功能失调的行为）或两者兼而有之。这两种情况咨询师都会遇到。

咨询推荐中可能提供了这些标准的相关信息。如果没有，建议使用以下问卷调查表。功能整体评估量表（APA，1994）可以通过 0 ～ 100 的严重性指数，快速有效地全面评估心理机能。在这个量表中，得分低于 71 的任何人（即使表现出症状的话，也只是对心理压力的短暂的、可预期的反应）可能不适合接受认知行为咨询，或者事实上不适合接受任何正式的心理干预。如果得分在 70（有轻微症状和困难，但一般来说功能相当不错）到 100（持续存在严重伤害自己或他人的危险，包括自杀危险）之间，那么还需要接受进一步评估，而我们要强调的是，如果要确定来访者适合接受认知行为咨询，那么就需要确认其核心问题是情绪和 / 或行为困扰——ABC框架中的C。

第三个标准

第三个标准是，认知行为咨询能否对来访者提供帮助，无论其是否满足了前两个条件，即有情绪 / 行为问题，并且问题是由心理触发的。例如，严重学习障碍症患者可能身处生活逆境，深受困扰，但却缺乏获得认知理解的能力，这种认知理解将帮助他们明确并改变在事件与其反应之间起到中介作用的思维和信念——ABC 模型中的 B。尽管如此，我们要强调的是，对于轻度学习障碍症患者，认知行为疗法已经取得了可喜的进展（Jahoda et al，2009）。

第四个标准

第四个标准是，来访者是否准备好了接受认知行为咨询。对于特别适合进行认知行为咨询但却并未接受这一事实的来访者，那么显然他并未准备好接受任何这一类干预。如果是亲属或其他第三方推荐来访者前来接受咨询，或者来访者是被迫前来，那么咨询师就要对这个问题进行探讨。我们在此推荐一种颇为有效的、基于证据的改变阶段理论（Prochaska & diClemente，1984），它可以帮助咨询师判断来访者是否承认自己有问题，并且准备好了去完成改变自我这一艰巨的工作。

其他标准

一个与此有关的问题是，除了已呈现出来的问题，来访者还有其他哪些问题。来访者可能缺乏改变的动机，比如，如果来访者对心理创伤有明显诉求，或者来访者希望用自己的痛苦来"惩罚"某个重要的人。在这些情况下，来访者可能希望认知行为咨询无效，而这可能（尽管并不一定）会阻挠咨询的进程。

除了这些标准，咨询师所供职的机构本身也有要求员工必须遵守的准则，或者，对于那些接受过"心理治疗推广"（译者注：英国国民医疗保障部开展的一个项目）培训的咨询师，初级咨询师处理轻度问题，但是要求他们对来访者进行评估，而中度或重度、具有长期心理健康问题的来访者则需转诊给高级咨询师，或者从事长期心理治疗或康复的专业服务人员。显然，咨询师需要熟悉自己的服务准则。

问卷调查和个人资料

依据这些标准，认知行为咨询师要对所有的咨询推荐进行评估，而在这一最初筛选阶段，在尚未对来访者进行访谈的情况下，有时候能够作出判断（或者与其多学科小组同仁进行讨论后），认为推荐是不合适的。如果咨询师认为这一咨询推荐并不合适，那么就需要向来访者和推荐人解释，为什么认知行为咨询可能不大合适，而且如果可能的话，对于他们去向谁求助、在哪里求助，给出自己的建议。

如果咨询师在这一阶段由于缺乏信息而无法作出决定，那么可以要求来访者提交其他信息，也可以决定对来访者进行实际访谈以获取信息，或者两种方式都采用。她可以发送预约安排、一份问题与个人信息问卷（简短筛选问题，参见 Scott，2009，或者更详细的个人历史调查表，参见 Kuyken et al，2009），这份问题与个人信息问卷要求来访者至少提供关于其本人、家庭及其教育和职业背景的基本信息，会询问所有的相关问题及其起源、可能与困扰有关的因素（如关系）、以前或现在接受的任何心理援助与药物治疗等，以及来访者认为可能相关的任何其他信息。

咨询师还可以发送一份准备指南（附件 1）的副本，要求来访者描述主要问题、类型和自己正在经历的情绪困扰和 / 或行为失调的强度（ABC 框架中的 C 信息），对于触发了该困扰的逆境的解释（A 信息），他打算如何应对这些逆境，并且如果可能的话，来访者对其处境的负面思维和态度的一些表现（B 信息）。咨询师可以要求来访者第一次会面时带上这些表格。

一旦咨询师认为咨询推荐符合最初的筛选标准，那么就需要对来访者进行一次评估访谈。下一个任务是咨询师和来访者共同决定是否进行认知行为咨询干预，而这必须通过至少一次的面对面评估访谈来决定。咨询师要在接受函中明确告知来访者和推荐人，第一次甚至第二次访谈也许都仅仅是评估访谈，任何一方都不必作出治疗承诺，直到来访者和咨询师都作出知会决定后，才会提供或接受治疗。

最后一点是，来访者要明白在认知行为咨询中，自己应该有何期待。这可以在第一次访谈之前完成，咨询师要么通过发送给来访者一份简短的认知行为咨询手册，以及对来访者和咨询师应扮演角色的介绍，要么通过一种更精心制作的介绍方式，即用认知行为咨询录像进行说明。不过咨询师也可以在第一次访谈中向来访者说明这些，我们随后将对此进行介绍。

行动总结

1.收到推荐信后，考虑是否合适，如果不合适，告知推荐人和来访者，如果可能，则给出建议，如专业服务。

2. 如果在这一阶段无法确定是否合适，则仅接受评估访谈，并告知来访者和推荐人。

3. 发送给来访者一份问题与个人信息问卷，以及认知行为咨询介绍。

案例

下面的这位"来访者"是虚构的，但却基于真实的案例材料。来访者布莱恩·戴尔先生是一位23岁的大学生，由其所在大学医疗服务机构的全科医生史密斯（Smith）医生推荐给认知行为咨询师琼·怀特夫人。在咨询推荐信中，史密斯医生说布莱恩被诊断为抑郁和社交恐惧症，已经服用了抗抑郁药文拉法辛，但他觉得疗效甚微。

布莱恩在攻读非洲研究的学士学位，但已经辍学一年，因为他非常害怕作报告，但是报告却是评估其学业的一部分，他觉得自己无法面对它。布莱恩还很害羞，有时候在普通社交场合的表现近似于社交恐惧症。

作报告的问题已经变得极其严重，甚至它还导致了抑郁、社交退缩和低自尊，并且他对于再次回到大学感到绝望和无助，他觉得自己只能在商店找一份工作或从事某些类似的工作，但是他觉得即便如此，对自己来说也太累了，因为他不得不面对众人。

他觉得自己让父母感到很失望，父母曾经为他跻身名牌大学而倍感骄傲，他觉得自己在朋友面前很羞愧，许多朋友进入大学后表现良好。他觉得他们已经不再尊重自己。

布莱恩正处于一个关键时期，他刚刚返回大学努力重修二年级，困难重重，而且和以前一样，他对作报告仍然倍感焦虑。史密斯博士认为布莱恩思路敏捷，非常希望接受认知行为咨询治疗，并且也能够做得很好。

琼认为布莱恩满足所有的推荐标准。他遭受着严重困扰（抑郁、社交恐惧症），并且其行为方式已经影响到了他的生活质量（第一个标准），显然是心理触发的（第二个标准）。琼认为没有必要考虑进一步的评估，如功能整体评估。根据史密斯博士的看法，琼认为布莱恩也满足了第三、第四个标准——他思路敏捷、有改变的动机，并且承认自己存在心理问题。不存在其他标准的问题，所以琼接受了评估推荐并邀请布莱恩进行第一次会面，邀请函中包括了一份简短的筛选问卷（Scott, 2009，附录 B，pp. 144-145），以及认知行为咨询方法的介绍。

任务2 初次会面并介绍认知行为咨询的工作方法

简介

双向评估

在第一次与来访者的面对面接触中，咨询师一开始就要向来访者明确指出，初次会面是一种双向评估——咨询师对来访者以及来访者对咨询师——并且这次评估的结果将用于作出知会决定，如前文所述，即是否继续进行治疗或者来访者是否更适合看另一位心理健康专家。因此，咨询师需要明确指出在这一阶段没有承诺。

在作出决定之前，来访者需要知道咨询师是谁，她会使用哪种治疗方法，她经验丰富且已取得资格证还是正在接受培训，还要知道自己与咨询师在一起是"安全的"，咨询师的唯一目标是竭尽所能帮助自己，咨询师会对信息保密，而且当然，咨询师是关爱的、友好的。这些都是咨询师首先需要传达的某些内容，这样做不仅是为了帮助来访者作出决定，而且如果治疗将继续进行下去的话，这也是为了建立和明确认知行为咨询疗法的工作方法（包括背景和限制条件）。

明确关系

明确治疗关系的性质很重要，因为来访者对如何进行治疗的假设可能是错误的，例如，它会像医患关系，而咨询师是有专业知识的"医生"，会要求来访者回答封闭式的、与症状有关的问题，然后作出诊断并开出治疗"药方"，而来访者只需要遵照咨询师的指示被"治愈"。或者如果与咨询师的会谈太友好、太随意，来访者则可能会认为咨询师只是聊天的朋友，甚至会在工作之外与其交往。或者在住宅区情境中，来访者可能将咨询师等同于管理员，认为其工作就是确保来访者遵守居住的规章制度。

无论持有哪种假设，来访者可能并未意识到咨询师想知道的正是他的想法，咨询师的工作主要是倾尽全力帮助他解决所遇到的困难，并帮助他达到自己的目标。他也许并未意识到，如果想要有所改变，那么他就不得不和咨询师一样，努力工作并完成自己的任务，挑战负面情绪。他也许并未意识到，即使问题解决以后，为了维持已取得的成效，最后他还需要成为自己的咨询师。来访者也许并未明确表达出这些假设，因此需要咨询师询问来访者对咨询的期待，从而将其假设引导出来。咨询师还要向来访者介绍使用的认知行为咨询方法，因为该方法本身有明确的目标和任务，并且有助于澄清其心中的误解。

认知行为咨询的工作方法

在该早期阶段向来访者介绍认知行为咨询的工作方法时，咨询师所关注的焦点和重点仅仅是使用的认知行为咨询方法，而不是治疗本身包含了什么。

正如前文所述，来访者常常会对治疗抱有一种平民论的看法，这种看法来自媒体，并且对于自己需要承担的艰巨而有时令人沮丧的工作，通常十分缺乏准备。如果来访者在早期未能为这项工作

准备阶段 I——破冰：最初
筛选、初次会面、建立关系

作好准备，则可能会导致其后期退出。因此咨询师需要首先解决这个问题，而不是急于介绍认知行为咨询理论，因为完成了下一个任务——明确其问题——之后再来做这项工作会更好。在该阶段，咨询师会有一个问题与目标列表，然后据此说明认知行为咨询的主要原则（即造成我们极大困扰的是自己的认知评估），并展示如何将这一原则应用于来访者的问题中。然后，来访者就能够作出完全知情的决定和承诺。

随后，概要介绍一下所使用的认知行为咨询方法，不需要进行详细的说明（任务8中会进行详细说明）。这个概要包括讨论会面的时间长度和频率；治疗的总体时间框架；设定每次会面的日程；两次会面之间来访者要做的工作；以一种特定而具体的形式对问题、目标和任务进行明确和界定。

工作内容还包括需要明确对来访者和咨询师的角色期待，来访者被期待为自身问题的"专家"，他前来寻求指导以解决问题，而咨询师是确定问题本质、问题解决方法的专家，并且二者作为一个团队相互协作，共同努力解决问题。向来访者介绍使用的这种结构化方法可以确保来访者充分理解咨询，并真正参与投入咨询中，而不是让来访者继续持有前文所述的角色期待假设，那样效果就会较差。

行动总结

1. 如果可能的话，通过来访者的问题、简历资料和任何推荐信，对来访者的情况作个概要了解（在实际会面之前）。

2. 考虑自己的穿着打扮和行为举止，避免任何方面使来访者感到咨询师缺乏亲和力。

3. 热情有力地欢迎来访者，说出他的姓名。判断以非正式的方式称呼来访者是否恰当。这一选择取决于在限制条件内，来访者和你是否更偏好相对正式的或非正式的关系。

4. 简要介绍自己，说出你的名字和专业水平。

5. 说明谁推荐他前来接受咨询以及推荐的原因，并询问来访者该推荐和原因是否准确地反映了其愿望和需求。

6. 询问来访者对于咨询推荐是否有任何想法或感受。如果来访者看起来较紧张，则探寻紧张的原因并澄清所有误解。有时候以轻松的话题开始一段聊天会有所帮助（例如，来诊所途中的见闻），记下或检查重要细节，如姓名、地址、电话号码、婚姻和职业状况。

7. 询问来访者期望从咨询中获得什么。然后告诉他，你的专长是认知行为咨询，并且告诉他认知行为咨询有特定的"工作方法"和特定的理论。在他讲述了自己的问题和目标后，向他解释现在你就会说明工作方法，以后会再介绍理论。随后简要介绍认知行为咨询的工作方法，即认知行为咨询的目标是帮助来访者解决问题，并使他能够更好地实现自己的目标，并且双方都要在实践和情绪上担负相当多的艰巨任务，你的任务是倾听和指导，而他的任务是努力获得新的洞见并将其付诸实践。向他告知，每次会面都有一个日程，而且你会帮助他描述具体问题，确定每个问题的目标，通过各种工作来解决问题，包括在会面时和会面之间的"家庭"作业。告诉他你将帮助他学习自助的技能，由此他能够在问题解决后维持自己的收获（对这个问题的具体指导参见第11章）。询问他对这种工作模式感觉如何，以及他是否能够以这种方式参与其中。

案例

咨询师：你好，戴尔先生。（搬过来一把椅子。）请随意。我叫琼·怀特。我是一名认知行为咨询师，你已经知道了，是你的全科医生史密斯医生建议我们今天见面的。在我们开始之前，我想问一下你到这儿来找我感觉怎么样。随便说说你的想法。

来访者：嗯，我读过一些关于认知行为疗法的书，我想试试。

咨询师：你想尝试一下，这很好。还有其他想法或者想知道的吗？

来访者：到这儿来我很尴尬……而且我不知道会发生什么，也不知道它是否会有用。

咨询师：你感到尴尬是完全可以理解的，要我说，这没什么大不了的，我不是说不应该重视你的问题，我们看到不少人都有类似的问题。

来访者：那我就松了一口气了。我以为只有我一个人这样。

咨询师：不，根本不是这样的。你已经知道了，全科医生对你的诊断是抑郁和社交恐惧症，你赞同吗？

来访者：嗯，是的，我想是这样，我太焦虑了，觉得自己没法继续下去了，然后我就感到抑郁。

咨询师：好的，我们肯定会详细讨论这个问题，但是首先请允许我问一下，你希望从认知行为咨询中收获什么呢？

来访者：嗯，这是一个谈话治疗，是吧？我愿意聊聊，但是我不明白谈话怎么会有作用。我想多了解一些。

咨询师：我同意，谈话固然重要，但只有谈话是不够的。所以我还是向你介绍一下。认知行为咨询的目标是通过思考、感觉和不同行为表现来帮助你克服自己的困难，对它的相关研究很多，它的有效性也已经获得了有力的证明。我们两个人都要付出相当多的努力。每次会面都会有一个日程，在这个日程里，我们会明确问题还有可能的解决方案，并且就完成不同类型的工作达成一致，包括在会面时和会面之间的"家庭"作业。随着咨询的深入，我会帮助你学习自助的技能，这样就能够让你在问题解决后依然维持自己的收获。你对这种工作方式感觉怎么样？

来访者：这可不容易，不过我愿意做任何尝试，我感到太绝望了。

任务 3　建立治疗关系

　　任务 3 是与来访者建立治疗关系。其他任务都是依次完成的不连续事件，而建立治疗关系这一任务则不同，它是连续的，并且是所有其他任务的基础。我们将它放在这里，是因为其中包含的咨询技巧对于完成下一个任务（任务 4）是必不可少的，即清晰、准确地说明任务。这两个任务不是独立的——二者是相互促进的，事实上，这种治疗关系促进了认知行为咨询中所有的后续任务，我们在后续任务中恰当的地方再对它进行更多介绍。

简介

　　咨询师如何帮助来访者敞开心扉、毫无顾忌地谈论可能会让其感到痛苦和羞愧的问题呢？她至少需要具备构成治疗关系的三种品质或特征——准确的理解力、积极关注来访者，以及待人真诚。而且她需要通过特定的语言或非语言咨询技巧表现出以上每一种品质或特征。我们将依次说明每一种品质。

准确的共感

如果给予来访者空间和时间来表达自己，并使其感觉自己真正得到了理解，那么他就会敞开心扉说得更多。因此对于咨询师来说，第一个任务是准确理解来访者眼里的问题，并向他传达这种理解。这就是卡尔·罗杰斯（Carl Rogers）所说的准确共感、艾利斯所说的哲学共感，并且这是以人为中心的咨询方法（Rogers，1951，

1961）的重要构成之一，研究表明它是心理治疗有效的核心条件之一。

为了尽可能开放而深入地、不带偏见地理解来访者的观点，咨询师需要把自己的意见搁置一旁，而这就是准确共感的定义。她不仅要积极倾听、密切关注来访者的身体语言，还要通过使用语言和非语言的咨询技巧，鼓励他畅所欲言。此外，为了保证自己的理解准确，她还要经常询问来访者以获得反馈。

对于来访者所吐露的心声，虽然咨询师会将自己的相关看法和判断搁置一边，但是她仍然会使用第 1 章中所概述的 ABC 结构，把它当作自己头脑中的组织框架，以帮助确定问题的关键方面及它们之间的关系。在收到咨询推荐时，她就已经开始了这个过程。但是当下，在面对来访者时，她会倾听 A，即其中的问题情境和诱发事件；倾听 B，即他对于 A 的信念及其他认知；倾听 C，即所导致的感受和行为。正如下文所示，咨询师需要使用这些标题，以确保自己没有遗漏关键信息，而且如果必要的话，我们会引导咨询师使用倾听技巧，以引导来访者说出所省略的信息。

无条件积极关注

咨询师随后的首要任务是，让来访者觉得其想法通过咨询师的准确共感而得到了理解。在实现这一目标的过程中，咨询师也为自己的第二个咨询任务铺平了道路，即使用并传达罗杰斯的第二个核心条件——无条件积极关注，或艾利斯所说的无条件接纳。咨询师的目标是完全不加批判地、无条件地接纳作为一个人的来访者，无论他说了什么、做了什么，并将这种接纳告诉他。在无条件积极关注中，来访者更有可能感觉到，自己的观点不仅获得了理解，而且自己作为一个人，也受到了重视和尊重，尽管他可能正在讲述着失败。

真诚

为了提供并传达无条件接纳，咨询师本人在关系中也要是真诚的、真实的——**真诚**是罗杰斯核心条件中的第三个条件。真诚会加强咨询师共感的真实性，并且来访者是作为一个人而被咨询师接纳。凭借这些品质以及其他品质和技巧，咨询师与来访者建立起了治疗关系。这种关系至关重要，如果咨询师希望来访者降低防御，克服任何可能阻止他透露自身问题的羞愧，更愿意接受咨询师的指导，以及随后完成治疗改变中的艰巨任务，或者表达出自己对咨询师及其治疗方法的怀疑和保留。

上文所述的这些品质可以通过许多咨询技巧来进行表达和沟通，以下行动总结中概述了这些咨询技巧。

行动总结

咨询师的策略有时称为漏斗法，它最初是广泛而开放的，然后缩小到特定细节。因此你先要给予来访者最大限度的自由，让他去选择自己想表达什么问题以及想如何表达，以确保获得完整的来访者视角，但是随后，在该视角内重点关注逆境（A）、相应的情绪和行为反应（C），以及随后的信念（B）。在此我们描述了一些基本的咨询技巧，你可以使用这些技巧来实现以上目标。

1. **开放式邀请**。给来访者一个明显的开放式谈话邀请——一个无须特别关注的、非导向性的、内容不限的开放式问题——并进行合理的时间分配。

2. **倾听者的身体语言**。采用好的倾听者身体语言，包括眼神交流（70%或更多的时间）、靠近"私人"空间（2.5～4英尺）、友好而富有表现力的面部表情、开放的姿势（胳膊和腿不要交叉）、正面姿势以及（最初）向来访者稍稍前倾（表明咨询师的开放态度，以鼓励来访者的开放）。

3. **语言跟随**。使用语言跟随——倾听者并进行简短的回应，即紧密跟随来访者所说的内容，使来访者有机会去探索和详尽描述自己的想法与思路。这些包括点头和其他象征手势："嗯""是的""不""好""我明白你的意思"以及句末重复。咨询师还要结合观察，审慎地使用沉默，并提出问题，以鼓励来访者讲述更多的内容，例如："你能再多说一点吗？"或"我注意到你沉默了——那个时候你是想到了什么或者有什么感受吗？"

4. **问题、解释、反馈和总结**。有许多特定的言语咨询技巧可用于促进来访者披露敏感但却核心的问题。

第一是**开放式问题和封闭式问题**，它们仅仅用于这一阶段，以鼓励来访者敞开心扉，但是随后我们就会说明，如何以问答法的提问形式引导来访者自己找出解决办法。开放式问题尽量不对内容进行限制，给来访者最大的自由去选择材料，然而封闭式问题给予了最大限制，请来访者回答"是""不是"或者提供具体信息。两者都应使用，开始时采用开放式问题，而填写具体的、遗漏的信息时则采用封闭式问题。开放式问题也能用于获得必要的具体信息，因此诸如"你想谈谈什么问题呢？"这样一个开放式问题，可以用于开始某个问题，然而同样一个开放式的但却清晰具体的问题却可以用于继续深入某个问题，例如"你能说出一个有关的具体事例吗？"所有提问都必须审慎，如果提的问题太多，来访者可能会感觉自己受到了质疑，而这可能会导致治疗联盟的破裂（尽管使用相同的咨询技巧，同样也可以对这些进行探讨。）

第二是**内容改述**。这时你要对所讲述的情况事实进行总结，用你自己的语言，但要尽量准确。应当常常进行改述，其目的在于：a）向来访者表明你已经理解了，与此同时，b）检验你是否真的理解了，c）将来访者不知不觉地引至相关问题并继续跟进。在ABC框架中的A点和B点，改述尤其有助于获得事实和推论。

第三是**感受反馈**，它可以采用内隐或外显的方式，与改述结合使用，以对表达明确或不明确的感受和冲动进行反馈。它的使用同样也相当频繁，其目的也是为了表明咨询师理解了来访者，并检验理解是否准确。对感受和相关冲动或行为倾向的反馈是试探性的，可以用问题的形式表达出来。在ABC框架中的C点，反馈有助于获得信息。

第四是**总结**，它结合了内容改述和感受反馈，以对更长时间的讲述材料进行汇总。总结的目的在于，通过整理来访者故事中的要点，对来访者所说的内容进行建构。通过总结，你能完成两件事情。第一，通过向来访者提供其关键问题的总结性反馈，有助于来访者更清楚自己的想法和感受（通常使其茅塞顿开）。第二，你可以在 ABC 框架内构建材料，并且通过这种方式的总结，你开始指导来访者对其问题进行最初的认知解释。在认知行为疗法中，这种认知解释被称为横断面构成或案例界定，并且你也已经正在为后面的任务作准备，即将来访者引向这种认知解释。

案例

任务 3 和任务 4 的案例说明会在下一章（第 4 章）结合在一起出现。此外，我们还会在第 4 章展示咨询师琼·怀特如何运用以上咨询技巧，引出并明确来访者视角中的问题。

第4章

准备阶段 II ——这会有用吗？明确问题、目标、认知方法、承诺在第 3 章，即准备阶段 I，我们介绍了咨询师的任务，包括会见来访者之前首次收到咨询推荐和初步筛选、处理第一次会面、介绍认知行为咨询的工作方法，以及建立和维持治疗关系所需要的基本咨询技巧。

在本章（第 4 章），咨询师要帮助来访者从自己的视角来表达和明确（并且咨询师也要理解）问题，选择继续讨论的问题，帮助来访者明确对于每个问题自己想做什么，向他推荐认知的视角，引导他在认知视角内重新理解自己的问题。在这一点上，咨询师请他——与自己一起——作出一个明智的决定，如果一切顺利，那么就是对使用认知行为咨询方法作出承诺。咨询师要鼓励来访者在整个过程中遵循来访者指南中的步骤。

概括而言，本章包含以下任务：

1. 从来访者的视角明确第一个问题

2. 明确来访者对第一个问题的目标

3. 明确任何进一步的问题和目标，并绘制问题列表

4. 将认知视角作为一种方法进行介绍

5. 对使用的方法，达成知会共同决定和承诺

任务 4　从来访者的视角明确第一个问题

简介　　　　　　　　咨询师要在当前任务 4 中使用咨
　　　　　　　　　　　　询技巧（任务 3），即帮助来访者
从自己的视角描述其问题，然后明确认知行为咨询中需要解决的
问题的关键。在准备指南和工作表中也向来访者阐述了这一任务
（参见附件 1）。

基于 ABC 框架，咨询师知道，来访者讲述中的一个关键地方是不
良事件本身（A），而另一个关键地方则是他对该事件的情绪和行
为反应（C）。在这一早期阶段，咨询师只希望来访者注意到问题
的这两个方面（A 和 C），要密切关注来访者如何表述，这时尚未
引入中介信念（B），咨询师随后会对此进行探讨（任务 7）。

咨询师不需要向来访者介绍 ABC 术语，因为其首要任务是鼓励来
访者用自己的语言来表达自己，并且咨询师也需要用日常语言进
行总结。因此，在如下简介中，我们假设咨询师"思考 ABC"，即
仅仅在头脑中运用该框架，以指导自己提问和组织信息。在以后
（在任务 10 中），她会向来访者介绍 ABC 术语，并向他展示如何按

照这些类别，对他提供的自身问题信息进行分类。

请来访者描述问题

因此，咨询师要请来访者详细地描述自己想要解决的问题。正如上文所述，她假设来访者将问题体验为一种困扰情绪（C）和一个不良事件（A）。他可能出现了暂时的负面自动思维和／或意象，他会在这个阶段将它们建构为该不良事件的真实组成部分。咨询师要倾听两部分，即倾听"情绪"（尽管其身体语言表达的可能与口头表达的一样多），她会在心中将它确定为C（情绪／或行为问题），并且她还要倾听引发了C的不良事件（A），来访者可能将其表达为一个或多个负面自动思维。在她头脑中会形成来访者对C和A的回答["他说，当诱发事件（A）发生时，他变得焦虑（C）"]，然后为来访者进行总结，例如"因此，每次遇到陌生人时你就会变得非常焦虑"，并且指出该问题的这两个方面。

当来访者认为 A 导致了 C

来访者通常会从不良事件和情绪困扰（A 和 C）的角度出发来讲述问题，因为大多数来访者都认为是负面事件直接导致了自己的困扰——依据 ABC 框架，他们是"A—C 思维者"，常常完全没有意识到中介信念（B）。这意味着他们认为A(不良事件)"导致"了C(情绪结果)，因此，比如说，他们会认为自己在 C 上的不幸是由一个当前事件（如严厉的评论或拒绝）或先前事件（如童年时期的虐待）所引起的。这种思维方式在日常表达中很常见，如"玛丽（Mary）让我很生气"指的是一个当前事件，或"他就是这样被带大的"指的是一个早期事件。他们较少意识到，在很大程度上，是自己对事件 A 所产生的信念 B 而非事件本身导致了 C。在下文中我们会说明，作为来访者接受认知视角过程的一部分，咨询师需要如何处理"A—C 思维"问题。

所呈现的问题是情绪的（C）还是实际的（A）？

有时候来访者可能没有同时向咨询师提供关于 A 和 C 的信息，而只是提供了其中一种信息。来访者可能只向咨询师提供了 C（如他是多么抑郁和孤独），因为从他的角度来说，这是问题。我们称之为"情绪（C）问题"。或者他可能只提供了 A（不良事件，如玛丽拒绝了他），因为他可能依据这些负面事件来构建自己的问题。我们称之为"实际（A）问题"（Dryden，2006）。在这些情况下，咨询师会遵照这种呈现的方式继续对问题进行探究，但是她仍然想了解 A 和 C，因此如果来访者只提供了 C，她会要求提供 A；而如果来访者只提供了 A 时，她会要求提供 C。

当来访者认为自己的信念（B）是不利的事实（A）时

由于大多数来访者是 A—C 思维者，因此咨询师知道来访者通常不大可能刻意地告诉咨询师自己的信念——B。事实上，虽然他也许会告诉咨询师自己的信念，但是他却并不认为它们是信念，而只是认为它们是事实，因此是逆境 A 的一部分。例如，他可能会说"玛丽拒绝了我"，但他会认为这是事实、逆境，是 A。咨询师知道这是推论，它是信念 B 的一种形式。或者来访者可能会说他"感到被拒绝了"，他认为推论出的拒绝是 C 的一种感觉。在这两个例子中，咨询师会在心里记下这一区别，但却并不向来访者进行解释，而是到后面再解释（任务 7 和任务 9）。因此，当来访者呈现出了对 A 或 C 的隐性推论时，咨询师只对 A 和 C 进行总结。

在总结了 A 和 C 后（使用日常语言），咨询师会询问这是情绪问题（C）还是实际问题——来访者想要继续深入的逆境（A）。与问题一样，咨询师会原封不动地接受回答。

来访者完成准备步骤 1-3

现在来访者已经明确知道了自己在认知行为咨询中的问题是什么（如果有多个问题，那么就确定第一个问题）。由于这是来访者的第一个任务，因此对咨询师而言，这是一个向来访者介绍来访者指南和工作表的一个很好的时机（参见附件 1），这一系列步骤将有助于来访者为了治疗而完成自己的任务。咨询师会向来访者解释说，在治疗中记录下他所采取的步骤很重要，咨询师会在整个过程中对每个步骤提出建议。准备指南中的步骤旨在帮助来访者作出明智的决定，如果他同意，那么就准备进行认知行为咨询。

咨询师给来访者一份准备指南和一张工作表，要求他完成前三个步骤。

第一个步骤是要求他概括出自己所讲述的问题。这也就是已呈现的问题，它要么是情绪问题，要么是实际问题。

第二个步骤是要求他描述当面对这类问题时，他通常有何感受和表现。

第三个步骤是要求他概括出当问题出现时，通常发生了哪类事件或者他想象可能发生了哪类事件。

行动总结

1.你的目标是通过使用咨询师技巧，从两个方面，即不良事件与来访者的困扰反应（A和C），明确来访者所描述和体验到的问题。一旦从来访者那里获取了足够多的A和C相关信息，就对这些方面的问题进行总结，注意不要表述为A导致了C，而要表述为A是激活或触发C的事件。这样的措辞很重要，因为它明确了问题的两个部分，即不良事件A，这是实际问题，以及情绪/行为结果C，这是情绪问题，但是又避免强化了来访者身处的A—C思维陷阱。来访者不太可能将一种信念表达为信念（B），因此，在这一阶段仍然没有明确B，但这没关系，以后会明确的。

2.如果你没有获得足够多的A和C相关信息，例如，如果来访者提供了C但没有提供A的信息，那么你就要使用咨询技巧来获取关于A的信息，或者相反，如果来访者只提供了A但没有提供C的信息，那么你就要询问关于C的信息。

3.你要确定，来访者是否将其问题作为一个情绪/行为（C）问题而呈现出来，例如"我的问题是我感到焦虑并且想要逃避（因为人们可能会批评我）"，还是将其问题作为一个实际（A）问题而呈现出来，例如"我的问题是人们可能会批评我（因为这个我感到焦虑并且想要逃避）"。在任务5即目标设定中，我们将说明为什么这种呈现方式的差异很重要。

4. 在这一阶段，你要使用日常语言而非 ABC 术语对现在呈现出的问题进行总结。你要在总结中明确问题的两个方面。

5. 你要向来访者介绍来访者指南和工作表，以及所用治疗方法的基本原理。给来访者一份准备指南。指导来访者在准备工作表上写下对所呈现问题的概述——步骤 1。指导他写下其中的两个重要方面，即逆境及其反应——步骤 2 和步骤 3。

案例

咨询师：好的，布莱恩，现在让我们来看看你的问题。我有全科医生对你的介绍，不过我想直接听听你自己是怎么说的。所以，你可以说说你希望我们继续进行下去的第一个问题吗？（琼使用咨询技巧开始了对谈话的开放式邀请，然而其表达方式是通过向来访者说明，它需要二人的共同努力而非医生的诊断。）

来访者：嗯，主要问题是我很难完成部分课程作业，这个课程作业就是对全班同学作报告，由老师来进行评估。我好像没法做到。尽管这看上去没什么，但是我的情况却糟透了，我从大学辍学了一年，几乎没有再回去。

咨询师：嗯，我明白了，所以你辍学了一年，并且几乎没有再回去。（琼使用了语言跟随的技巧——像点头、"嗯"和句末重复等最小限度的鼓励。语言跟随是一种非指导性的技巧，它鼓励来访者谈话但并不试图主导谈话。咨询师在整个过程中也采用了咨询专注倾听的姿势。)

来访者：我现在回来重修二年级，但我认为自己做不到。

咨询师：是什么这么难，让你认为自己做不到呢？（琼使用了开放式提问的技巧，但开始更多地直接关注布莱恩所谈论问题的要点。)

来访者：我知道的就是每次我都会陷入一种完全恐慌的状态。

咨询师：所以你真的很恐慌，可能会怯场。（琼对感受和相应行为进行了反馈，这是 ABC 框架中的 C。)

来访者：是的，每次我试着在同龄人面前作报告时，或者我在作报告，而老师在打分时，都是这样。我进入师范大学之前就是这样。

咨询师：好的，我明白了，不管你什么时候作报告，都会出现这种情况。（琼转述了内容，这是 ABC 框架中的 A。)

来访者：没错，当然随后他们每次都会看着我，对我评头论足。我感觉自己完全紧张兮兮，这个他们一眼就可以看出来，而且会认为我非常无能——或者更糟。我永远没办法再次面对它，这就是为什么我退学了一年，为什么变得这么消沉。

咨询师：所以每次你作报告时，你都会感到恐慌和怯场，认为他们能看出来，并且设想他们都会认为你很无能或者更糟。我说得对吗？我能够理解，然后你就会完全陷入极度沮丧中。［琼对主要问题发生的一般状况进行了初步总结，包括不良事件（A）、布莱恩对于它的想法（B）、他随后的感受（C），以及该问题进而对其生活产生的影响。］

来访者：没错。不过我认为这不是我凭空臆想的——很明显他们肯定会这么想。我该怎么克服它呢？

咨询师：好的，我明白你的意思了。［不过琼在心里记了下来：布莱恩认为这是一个事实（A），即人们认为他很无能，而不是将其作为一个推论（B），这是A—C思维的一种表现。］所以，布莱恩，你想我们继续讨论的问题是自己的恐慌和怯场，因为它影响了你作报告，以及人们通过作报告怎么样看你，我这样说对吗？

来访者：是的，不过有时候我真的觉得自己很无能。（布莱恩试图忍住眼泪。琼在心里记了下来：布莱恩有一种"我很无能"的自我贬低信念，并且其他人能"看到"。）

咨询师：你是这么想的。（布莱恩点点头。）好的，这显然让你非常痛苦。（布莱恩点点头。）如果你觉得没问题的话，布莱恩，那么我们就把这个让你感到痛苦的信念作为问题的核心内容来解决。所以，我们的第一步就是先把这个普遍问题写下来，然后在关键方面再来看看更多的细节。（琼给了布莱恩一份准备指南，并建议他完成前三步，即对问题的描述和其中的两个关键方面——情绪和行为反应，以及通常引发该反应的情境。）

任务 5　明确来访者对问题的目标

简介　　迄今为止，咨询师已经询问过了：问题是什么？而现在她的问题是：目标是什么？一旦问题变得相当清晰（任务 4），咨询师就要帮助来访者将其思考从问题转向目标，从聚焦问题为导向转向聚焦解决方法（或问题解决）为导向（当前的任务 5）。将关注点转移至目标很重要，因为来访者常常会变得"黏着"于思考自己所关注的问题，以至忽略了自己的目标，而不是带着如"为什么我会这样？"或"为什么他们会挑我的毛病？"这样分析性的、抽象的问题，来思考自己所面临的困难。这类问题很少能够有答案，因此来访者陷入了一种循环，不断提醒自己还有问题尚未解决。

从情绪/行为问题到情绪/行为目标

如果来访者呈现了一个情绪/行为（C）问题，例如焦虑和回避，咨询师就会问："你希望自己对这件事的感受和行为反应是什么？"在这个阶段，咨询师要接受任何降低困扰的回答，如"不那么焦虑""更加平静"，并且接受任何更有效的、只要是现实的行为。如果来访者提出了如"完全放松"这样不太现实的情绪目标，那么她会提议："用担忧取代焦虑怎么样？"

从实际问题到实际目标再到情绪／行为目标

如果来访者呈现了一个实际（A）问题，比如，面对求职面试，咨询师会问："关于这个实际问题，你想达到什么目标？"然而，一旦来访者在认知行为咨询的帮助下，已经克服了令其困扰的、功能失调的行为倾向，那么实际（A）目标就不再是认知行为咨询的直接目标，而是来访者要完成的目标（并且以后咨询师可以帮助完成的目标）。因此，咨询师会向来访者解释（或者最好是采用问答法帮助来访者认识到），一旦他达到了自己的 C 目标（例如，克服情绪 C 问题），就能够更好地实现自己的 A 目标（例如，发现解决自己 A 问题的方法）。因此，简而言之，为了实现 A 目标，首先需要实现 C 目标，而这使咨询师回到了以下问题："你希望自己对这件事的感受和行动反应是什么？"

来访者完成准备步骤 4

一旦来访者说出了面对自身问题，希望自己有怎样的感受和行动时，咨询师就要请来访者将这些写在准备工作表上（步骤 4）。这时他应当已经完成了前四个步骤。

行动总结

1. 如果来访者已经呈现了一个情绪／行为（C）问题，那么就询问"你希望自己对这件事的感受和行动反应是什么？"在这一阶段，接受任何降低困扰的、更有效的回答。

2.如果来访者已经呈现了一个实际（A）问题，那么询问"关于这个问题，你的目标是什么？"帮助来访者明白，如果他首先实现了其情绪/行为目标，那么就能够更好地实现这一实际目标。

3.要求来访者完成准备工作表上的步骤4。

案例

布莱恩已经呈现了一个情绪/行为问题：

咨询师：所以，问题就是你的恐慌和怯场。在这种情况下你希望自己有什么样的感受和行为呢——一个好的目标是什么呢？

来访者：嗯，我想完全保持平静和放松。

咨询师：好的，这样不错。你能考虑一下"担忧的"而不是"完全平静和放松的"吗？

来访者：可以，好吧，这听起来更实际。

咨询师：好的，那我们就把它写在工作表上，把它当作你的情绪/行为目标。

如果布莱恩已经呈现了一个实际问题，那么对话可能就是：

咨询师：所以，问题就是你认为自己的报告做得糟透了，并且大家都指责你。关于这个问题，你的目标是什么？

来访者：报告总是做得很棒（给出了一个A目标）。

咨询师：好的，设想一下你很惊慌，浑身发抖，无法思考（C问题），那么你达到这个目标的机会有多大呢？

来访者：实际上不可能。

咨询师：所以，我们需要怎么做，才能帮助你实现作报告很棒的目标呢？

来访者：我认为需要克服自己的惊慌（暗示 C 目标），但是这个我也永远做不到。

咨询师：嗯，我们一步步来。在认知行为咨询中，对我们而言，需要继续进行下去的目标是什么呢？

来访者：显然是克服恐慌。

咨询师：还有其他什么感受和行为呢？其他情绪和行为目标是什么呢？

随后，咨询师和来访者都同意将"担忧"作为情绪目标，将面对而不是回避这种情境作为行为目标，并在工作表上记录了下来。

任务6　进一步明确问题和目标，初步绘制问题列表

简介　　现在咨询师已经有了来访者呈现的第一个问题及其相关目标，她可以请来访者讲述任何其他问题及其相关目标。这个工作也可以

推迟到咨询师在任务7中介绍了认知的方法，并在任务8中已经作出了知会决定之后。如果咨询师不太确定认知行为咨询是否适用，或者来访者看上去很矛盾，或者这时并未准备就绪，那么可以不在此时进行任务6。

来访者可能会有其他几种问题。这些问题可能与第一个问题完全无关，或与其存在动态相关性，例如伴随焦虑的抑郁或随之出现的抑郁、愤怒之后产生的内疚，诸如此类，等等。与第一个问题一样，这些问题也可能是情绪/行为问题（C问题）、实际问题或与健康有关的问题（A问题），要明确这些问题，并且采用与第一个问题相同的方式来对这些问题树立目标，正如任务4和任务5中所描述的那样。

一旦明确以后，就要鼓励来访者将这些问题和目标写在单独的准备工作表上，并且也将其记录在一个问题列表上。然后，要求来访者依据自己心里的优先次序对其进行排序，将自己希望首先解决的问题放在第一位，其次是第二位，以此类推。列表不是固定不变的，可以调整优先次序，而且其他问题也可能会在会面过程中有所变化。有些问题可能很类似，可以一起解决。如果时间有限，那么在有效的时间框架内尽可能多地解决问题。

行动总结

1. 任务8的重点在于，是否现在就探究并列出进一步的问题，还是先将其放置一旁，直到来访者和咨询师对认知行为咨询的适用

准备阶段II——这会有用吗？明确问题、目标、认知方法、承诺

性达成了一致。咨询师需要对此作出决定。

2. 如果决定继续进行下去，则询问是否还有进一步的问题，然后针对至少其中一些问题，重复任务4和任务5。探究问题之间是否存在任何联系或相关的主题。

3. 要求来访者按照这些问题的优先性进行排序，询问他们是否依然认为第一个呈现的问题应该具有绝对优先性。

4. 要求来访者将最终的列表写在问题列表中，按照优先性进行排序。然后回到需要优先解决的问题上来。

案例

在布莱恩的案例中，咨询师确定认知行为咨询是适用的。因此，她向布莱恩提供了两个选择——是现在就探究进一步的问题还是等他随后作出知会决定以后。布莱恩决定现在就探究进一步的问题。

咨询师：你还想我们探究其他什么问题呢？

来访者：嗯，史密斯博士说得对，我的确很抑郁。

咨询师和来访者对抑郁问题进行了讨论，通过讨论他们发现，显然它几乎完全是第一个问题的结果，第一个问题导致来访者大学辍学一年，并且威胁到了其生活的主要方面和事业目标。他们作出的决定是，当前只关注第一个问题，如果第一个问题解决（或未能解决）之后，抑郁问题仍然没有得到改善，那么再回到抑郁问题。

任务 7　介绍作为一种方法的认知视角

简介　　　　　　　　　现在咨询师和来访者已经明确了问题和目标，那么下一个任务就是来看看，在解决问题和达到目标的各种方法中，认知行为咨询是否是最好的方法，或者是最好的方法之一，而如果是的话，那么就要决定是否继续进行认知行为咨询。在来访者对此作出判断之前，他必须对认知方法已有较为充分的了解。因此，咨询师当前的任务——任务 7——就是介绍认知的视角，确保来访者已经理解了这种方法，并检验来访者是否接受并相信认知行为咨询是解决其问题的一种好方法。

迄今为止，在本从业者指南中，我们已经关注了 ABC 框架应用中的 A 和 C。现在我们完全转向 B，即信念，换而言之就是模型中的认知成分，而任务 7 就是以最易接受的方式将其介绍给来访者。

如何介绍认知成分

根据不良事件及其相应困扰（A 和 C）而明确了问题和目标之后，咨询师已经为介绍认知疗法的基本原则打下了基础。这是因为认知 B 位于 A 与 C 之间，所以在介绍认知 B 之前，我们需要确定 A 与

准备阶段 II——这会有用吗？明确问题、目标、认知方法、承诺

C各自的位置。

这时来访者在咨询师的指导下,能够意识到自己是前文提及的
"A—C思维者"。因此,此时的任务就是向来访者介绍B的中介
作用,即情绪困扰主要是对特定逆境(A)所产生的信念(B)的结
果(C)。这就是任务7的目标,即将认知视角作为将使用的一种
方法而予以介绍。然而,对于将来访者"社会化"到认知的ABC
中这一任务,必须小心谨慎,因为它将情绪责任转移给了个体。

A—B—C思维和情绪责任

要使来访者社会化到认知的ABC框架中,则意味着说服其放弃
A—C思维方式,转而采取ABC方式,换言之,他们的困扰与其说
是(甚至在情况严重时不仅仅是由)逆境所导致的,还不如说是他
们对于逆境的信念所导致的。然而,完成这个任务需要格外小心。
对于来访者而言,将B放到A—C中是个好消息,但在他们眼里也
可能是坏消息。在以下情况下这是个好消息,即尽管不容易,但
是来访者可以改变其信念(B),由此其困扰和功能失调行为(C)
可以获得显著改善,从而提高处理负面事件(A)的效率。这种思
维方式与A—C思维方式相对,在A—C思维方式中,面对自己无
法控制的事件,他无能为力,深受其害。

然而,ABC方式也意味着来访者需要在很大程度上接受以下观点,
即自己不健康的、负面的情绪和功能失调的行为是其信念的结果,
并且就此而言,自己要对它们负责。不良事件显然产生了较大作
用,但是正如艾利斯(1994)所说,其非理性信念起了更大的作

用。然而，如果咨询师对此直言相告，那么来访者也许会认为，咨询师是在责备自己闷闷不乐！除了已有的困扰，这反过来又可能会导致他毫无必要地感到内疚、羞愧或愤怒，而这可能会对治疗关系产生潜在的负面影响，并且有可能使咨询过早终止。在咨询师计划如何将来访者社会化到认知视角中时，这是她需要注意的地方。

因此，我们在设计如何完成任务 7 时，要考虑到这些问题。第一，咨询师会询问来访者对于其问题，自己有何"理论"，并假设这会是 A—C 描述。第二，她给出一个与该问题无关的 ABC 描述举例。第三，她给出一个 ABC 描述，而来访者显然能够将该描述与自己的问题联系起来。通过这个过程，她主要采用问答法的形式表明了 A—C 与 ABC 的内在联系，而不是采用说教的教学形式。如果来访者可以洞察自身，那么就不大会将其视为批评而产生误解。

介绍 B

然后，首先咨询师询问来访者，对其问题有何自己的理论。大多数来访者已经反复思考过自己的问题，试图寻求解决的办法，但是常常却无计可施，因为他们陷入了 A—C 思维模式。咨询师将来访者的关注点引到其 A—C 思维方式上，并采用问答法指出这种思维方式的缺点，即如果其困扰（C）直接由不良事件（A）造成，而如果这个不良事件不会改变，那么困扰也就不会改变。因此，这种思维方式的唯一可能目标就是改变这种情境。即便其心理功能发挥到了最佳水平，他也可能无法改变 A，但是如果他处于备受困扰的心理框架中，那么他将不太可能（并且也许从未能够）改变A，甚至可能会使情境变得更糟，或者造出一个本来并不存在的逆境。此外，有些逆境是无法改变的，如所爱的人离世了。

因此在下一步中，咨询师要求来访者想出另外一种能够更有效构建问题的方式（不同于A—C方式）。咨询师在A与C之间介绍（或者最好采用问答法的形式，从来访者那里引导出）B的观念，即总是以某种特定方式来看待事件A，而这种看法本身如果遭到了严重的负面扭曲，则可能对个体造成极大的却毫无必要的困扰。

举例说明

通过一个例子，咨询师对此进行说明，该例子要简单而毫无威胁性，与来访者自身问题无关，但却有助于来访者洞察其知识原理。一个好的例子会要求来访者提供B，参见下面的案例。它要求来访者对同一诱发事件，如深夜窗外的噪声，给出三种不同的反应方式，如焦虑、愤怒或无所谓。为了让该诱发事件更真实，可以要求来访者设身处地地想象该事件和每一种反应，然后说出导致这三种不同反应的三种不同信念。

使用来访者问题和目标

如果来访者清楚理解了这一举例，并且同样也认为在很大程度上C是B的结果，那么咨询师就会要求来访者思考其自身的问题和目标，而这些问题和目标已经在准备工作表上以类似的方式明确下来了。例如，他已经确定了两种不同的情绪，即其情绪问题和情绪目标。是什么信念导致他出现了比如焦虑这样的情绪问题呢？

还有什么其他信念导致他设定了比如内心平静或担忧这样的情绪目标呢？如果来访者想不出其他的情绪问题和情绪目标，那么咨询师就会初步提出一些，以供来访者进行选择。咨询师也会提醒来访者注意两者之间的区别，包括是否存在各种偏差，如全或无思维、选择性注意、依靠直觉如情绪推理和自责（Burns，1999）。我们在任务 10 中对这些推论偏差提供了更多的指导，并将它们与评估区分开来，这点我们在第 1 章中也曾讨论过。

来访者完成准备步骤 5 和 6

如果获得了来访者的同意，那么咨询师就会请他在"偏差（或可能偏差）信念"下面写下产生焦虑的信念，在"其他信念"下面写下另一种信念——准备工作表上的步骤 5 和 6。

作出知会决定

如果来访者能够基于自身问题完成这一例子，那么咨询师需要明确的是，来访者是否认为该方法——即认知方法——会有助于解决自己的问题。对准备工作表上的已有内容进行检查不仅明确显示了事件、信念和结果之间的关系，并且也有助于这一讨论。我们的经验是，来访者通常会赞同这种方法是值得探讨的，但是会怀疑其效果，特别是如果他们心情沮丧的话，因为抑郁的思维方式本质上是悲观的。

我们建议咨询师告诉来访者，自己接受他的质疑，实际上这是其抑郁观的一部分（来访者通常会承认这一点），咨询师只需要询问来访者，他们是否认为这种方法有意义，并且值得在认知行为咨询中展开探索。

如果来访者理解了 B 的作用，同意这种方法有意义并值得探索，那么任务 7 就完成了，咨询师就要继续进行任务 8，它可以要么在此次会面中立即进行，要么在下次会面时一开始就进行。如果来访者还是无法确定，想考虑一下，那么咨询师要请来访者在下次会面时准备好作出决定——任务 8。在这两种情况下，咨询师都会给来访者一个手册，其中概述了要阅读了解的认知方法，或者是一张演示了认知行为咨询的光盘。在这个阶段，咨询师可以向来访者介绍特定的 ABC 框架，尽管我们倾向于将这项任务保留到任务 10，而如果要在这个阶段进行描述，则要使用日常语言。

自我监控家庭作业实验

为了说服来访者接受以下观点，即其情绪主要是信念所导致的（B—C 联系），咨询师可以进一步使用的方法是：请来访者在下次会面作出决定之前，以实验的态度完成一项家庭作业。要求来访者在这个星期监控自己的情绪，如果感受到了与已呈现的问题有关的情绪困扰，则他还要记下伴随情绪而出现在头脑中的想法或意象。因此，例如，如果他发现自己感到困扰或纠结于某问题，那

不良事件	信念/负面自动思维	困扰情绪
3	2	1
	另一种信念	情绪目标
	5	4

图 4.1　日常思维记录（DTR, Daily Thought Record）

么他就要尝试去明确这种困扰感，然后明确伴随着这种感觉自动出现的负面思维。他要记下感受和负面自动思维这两个方面。通过这种方式，来访者自己应该就会发现，困扰情绪总是伴随着负面自动思维或其他类型的负面信念。

基于现在比较熟悉的准备工作表，来访者可以使用日常思维记录（图4.1和附录1）。根据来访者适用的复杂性水平，以上日常思维记录可以采用分级的方式。因此，例如至少来访者可以填写图 4.1 中标注1和2的两栏（分别是困扰情绪和信念或负面自动思维），或者可以增加标注3的一栏，即简要描述不良事件，或者也可以构建另一个情绪目标（标注4的一栏）和另一个更有益的信念（标注5的一栏），分级方式请遵照准备指南（附录1）中所描述的思维监控步骤。

行动总结

1. 针对什么导致了自己的问题 C（情绪困扰和行为失调），引导出来访者自己的"理论"。

2. 使来访者注意到其理论是一种A—C理论。如果确实如此，那么在该理论中，问题C显然是由逆境A所导致的，或者是逆境A的结果。如果来访者给出了 ABC 理论，那么同意该理论，并指出它与A—C理论有何不同。

3. 引导来访者明白 A—C 理论的缺陷，最好是采用问答法，但是如果必要的话，给出简短的解释进行教导。

4. 要求来访者给出另外一种解释，并指导他发现 B 在 A 与 C 之间起到的作用。用一个例子进行说明，例如"窗外的噪声"场景，表明对同样的 A 可以有三种替代性的 C。为了让来访者体验到每一种情绪，询问他会得出什么推论，如果来访者答不出来，那么咨询师给出初步的提示。要求来访者设身处地地想象每一种场景，以增强真实性。

5. 如果来访者理解了这个例子，那么将这一相同格式应用于来访者的问题，请来访者说出对于相同逆境的两种信念，一种是导致其出现问题情绪的偏差信念，而另一种则是使其出现所希望的健康的负面情绪的信念（其情绪目标）。让来访者想象每一种场景，以更好地体验 B—C（信念—结果情绪）联系。请他在准备工作表步骤4的相关信念栏目中写下这两种信念。

6. 要求来访者评价，对于自己的问题，这种认知方法是否值得探索，尽管他可能会怀疑其效果。如果来访者赞同这种方法对自己适用，那么向其提供一个解释性的手册（对认知行为疗法的解释随处可见，例如从各个网站免费下载），并且开始进行任务 8。如果来访者不赞同，不想继续下去，那么就向其建议另一条解决问题的途径，并／或重新进行咨询推荐。如果来访者无法确定，还需要时间考虑，那么向其提供一个解释性的手册，最好是提供一张演示认知行为咨询的 CD 或 DVD，并请他在下次会面时准备好作出决定。

7. 如果来访者同意，请他完成简介中所描述的自我监控家庭作业任务。

案例

咨询师：（把准备工作表放在面前）你已经写下了自己怎么样感到恐慌和怯场——这是你想摆脱的情绪和行为问题，你的目标是希望用担忧情绪／行为来取代它。（布莱恩对此表示同意。）

咨询师：你认为是什么令你自己感到恐慌呢？如果我们能够找到原因（或根源）并改变它，那么我们就应该能够改变你的恐慌情绪，让你产生想要的感觉，是吗？

来访者：我明白你的意思。在理论上，这行得通。

咨询师：好的，那么从理论上讲，你认为什么是导致你恐慌的原因呢？

来访者：嗯，显然是人们——我的评价者、我的同伴——认为我一无是处，不是吗？

咨询师：（记下A—C思维）所以，他们认为你一无是处这个事实直接地、自动地导致了你的恐慌和怯场，是吗？这使你不堪一击，在他们眼中完全就像一个无助的受害者？

来访者：嗯，感觉就是那样，并且我确实觉得无助。

咨询师：你能想出另外一种方式来看待这个问题吗？能找到让你自己不再感到那么无助的方法吗？

来访者：不能，除非能以某种方式阻止他们那样想。

咨询师：这当然不错，但是行不通！那么你看看这种方式怎么样：我们都以某种方式看待自己所处的逆境，但

准备阶段II——这会有用吗？明确问题、目标、认知方法、承诺

是我们的看法各不相同，或多或少都有些乐观或悲观。你以自己的方式看待这些不确定的情况。假设你的看法过于悲观，这难道不会让你感觉更糟糕吗？

来访者：我想是的，但我认为这就是现实。

咨询师：好的，你认为这是现实，你可能是对的，但你也可能是错的，不是吗？（布莱恩点头。）（这时，琼呈现了"窗外的噪声"场景，并要求他进行在以上行动总结中所描述的练习。琼帮助布莱恩并让他明白，每一种情绪都产生于某个特殊事件——例如，如果他认为是同伴又回来晚了并忘了带钥匙，那么他会生气；如果他认为是一个窃贼，那么他会焦虑；如果他认为是风吹的，那么他就不会产生情绪。）

咨询师：现在你看看自己工作表上的情绪问题和情绪目标，对于产生这两种不同情绪反应的情境，你可能会有什么不同的信念呢？

来访者：嗯，我知道自己感到恐慌时脑子里想的是什么——他们认为我无能！但是为了只感到担忧，我必须想相反的一面，那就是他们认为我不错，但这太荒谬了，我没法儿这么想。

咨询师：我建议你这样想，为了只感到担忧，你可以不用去想"他们认为我不错"，而是想"有些人可能认为我无能，但有些人可能不这样想，并且他们反而十分理解我，这样想可以吗？"

来访者：我觉得可以这样想。

咨询师：那么，我来问你："他们认为我无能"这是一个信念还是事实？"有些人可能理解我"这是一个信念还是事实？

来访者：这都是信念，不是事实。

咨询师：如果你相信"他们可能认为我无能"，那么它会使你有什么感受呢？

来访者：恐慌。

咨询师：如果你相信"有些人可能认为我无能，但有些人可能不这样想，并且十分理解我"，这会导致其他的什么感受呢？

来访者：嗯，可能更多会是担忧而不是恐慌。但是我不相信第二个。

咨询师：但是尽管如此，它是一种信念，而不是一个事实，因此它可能是对的也可能是错的，是吗？（布莱恩对此表示同意。）

（琼要求布莱恩遵循步骤5，在工作表上写下两种信念。然后她指出——或者要求布莱恩指出——根据填写的工作表，显然在逆境中，导致了情绪结果的是信念。）

咨询师：如果这些信念夸大了逆境，并且因此导致人们产生了不必要的困扰和功能失调，那么帮助人们改变自己的信念就是认知行为咨询的目标。（随后琼和布莱恩进一步讨论了认知行为咨询方法的利弊。）

咨询师：布莱恩，现在你认为认知行为咨询适用于自己的问题吗？

来访者：听起来适用，我真的想试试，尽管说实话，我有点怀疑。

咨询师：这就是我想听到的，它对你有意义并且你真的准备去尝试一下。你还心存质疑，但不用担心，在这个阶段你有这样的想法很正常。（琼给了布莱恩一个认知行为疗法的相关手册，以使其进一步熟悉这种方法。）

然后咨询师介绍了自我监控家庭作业任务和日常思维记录（附录1和图4.1）。布莱恩表示自己愿意将此付诸行动，为作出明智决定而作好准备，因此琼让他完成简介中所描述的任务（在思维监控步骤6—9中也有相关描述），使用日常思维记录记下对它们的观察。

任务8　对使用的方法达成知会共同决定和承诺

在任务7的结尾，来访者应当已经掌握了认知方法的相关足够信息和经验，以判断对他而言，作为一种在根本上能够为其提供帮助的方法，它是否值得信赖。

同样，咨询师也被充分"告知"了来访者的情况及其相关问题，以判断这种认知方法是否有助于来访者取得积极效果。

对于咨询师和来访者而言，是时候共同明确决定是否要继续进行认知行为咨询，此外他们还要作出必需的工作承诺，正如在认知行为咨询工作方法中所描述的那样。如果有一方或者双方都反对继续进行下去，那么咨询师就要建议另外一种咨询途径，或者通知推荐人寻求其他渠道，正如任务1中所述。

对使用认知行为
咨询方法的承诺

如果来访者和咨询师共同决定继续进行认知行为咨询，那么咨询师需要商议在运用认知行为咨询时所必需的承诺，而这意味着从此刻起，双方都要对这种方法坚持下去。咨询师给来访者一个包含以下要点的手册，他们将一起经历所有这些要点。这些要点包括：

• **会面时长**。会面时间通常约为 50 分钟。不过根据问题的类型和所达到的阶段，时长可以通过协商而进行调整。因此，举例来说，如果来访者正再次经历着创伤性事件，那么也许需要一个半到两个小时，而当咨询结束时，来访者已经学会了怎样变成自己的咨询师，那么半个小时就足够了。然而，重要的是双方都同意准时开始，并且在约定的时间准时结束。

• **会面频率**。尽管这也可以通过协商而进行调整，但是会面频率

准备阶段 II——这会有用吗？明确问题、目标、认知方法、承诺

通常为每周一次，在咨询开始时为每周两到三次，特别是在个体正遭受比较严重的抑郁并且行为受影响的情况下。会面频率在即将终止时会逐渐减少，减少为每两周一次甚至每月一次的为期三个月和六个月的巩固治疗。

● **时间框架**。协商设定一个大概的时间框架和目标，并在脑子里记下问题的严重性和复杂性，而在时间框架结束时，双方同意检查目标进展情况，并且共同作出决定，是否终止和离开，或者将咨询继续延长一段时间，并且在延长咨询结束时终止咨询，除非有特殊理由考虑进行再次延长。咨询师要说服来访者，使其同意在咨询过程中学会如何成为自己的咨询师，同意咨询师指导自己如何这样做，并且同意自己在会面日程中承担越来越多的责任。我们建议咨询师熟练掌握终止阶段（第11章），特别是给予指导的任务18。

● **日程**。在每次会面开始时，设置一个双方都同意的日程，以确保优先解决和聚焦相关问题，并且保持协作。通常包括的项目有：

○简要回顾上次会面后，近一段时期的情况。

○回顾上一次会面，包括新的洞见或问题。

○评估当下的情绪，或者回答一个简短的问卷，如第2版贝克抑郁量表（Beck et al，1996），或贝克焦虑量表（Beck et al，1988），或更加非正式的痛苦主观感受量表，其中0表示没有困扰，10表示困扰程度最大。

○回顾上次会面所布置的家庭作业。随后会对这一点单独进行讨论。

○此次会面的主要话题。这会占用大部分时间。一些话题是由来访者提出的，如与正在解决的问题有关的新问题或主题。其他话题则是由咨询师引入的，如在本指导中所要完成的任务和步骤。因此，在当前会面中，咨询师会对该任务进行协商，即任务8和相互承诺，并计划和布置下一步的工作，即任务9。

○布置新的家庭作业。随后会对这一点单独进行讨论。

● 该日程"使得"咨询师确保来访者没有偏离话题，而且如果必要的话，将其带回话题，但是咨询师要始终密切关注来访者的需要并给予回应。咨询师要对每个小点进行总结，并鼓励来访者记笔记，这颇为有用。

● **两次会面之间的家庭作业。** 布置的家庭作业类型要与任务相符，并且双方要在咨询所处的阶段就此达成一致，因此在这一准备阶段，如果要布置家庭作业的话，那么也主要关注于促进问题的明确和目标的设定、获得认知情绪的洞察力，以及相关的自我监控任务。一般而言，新的家庭作业应该延续上一次的家庭作业，如持续进行但却扩展了的思维监控，再加上与下一个任务有关的新的家庭作业。SMART 这一缩写总结了对家庭作业和目标设定的一般性指导框架，其含义是：

○**特定的**（Specific）

○**可测量的**（Measurable）

○**可实现的**（Achievable）

○**现实的**（Realistic）·

○**时间框架**（完成的日期）（Time-frame）

• 布置家庭作业可能会比较耗时，需要在治疗会面结束时为此预留时间，而且下次会面开始时也要预留时间，对上次会面的家庭作业进行讨论。第9章提供了一个基本的会面和家庭作业报告表。

行动总结　　　　　　　　　　1. 询问来访者是否理解了认知行为咨询的主要原则（并且确认他真的理解了，如请他说出主要原则是什么），检查他是否认为这种方法可能有效并且想尝试。告诉他你也认为这种方法是适用的（如果你是这样认为的）。现在你可以选择是否要求他写一份声明，这份声明包含对接受认知行为咨询的知会同意，要求他签字并写下日期。

2. 运用上文所述的工作要点法，写出一个列表，与来访者一起逐项进行检查，并针对以这种方式进行工作获得他的同意（你也要同意）。如果双方都同意，则签字并写下日期。

案例

考虑了工作列表的方法以后，布莱恩表示自己理解了认知行为咨询，以及它需要做些什么，他说他认为认知行为咨询是适用的，可能会对自己有所帮助，想尝试一下，并且乐意在知会同意声明上写下了名字和日期。琼和布莱恩双方都同意遵循所使用的方法。

第 5 章

开始阶段 I——具体问题是什么？一个具体案例的认知评估

一旦作出了知会决定和继续进行下去的承诺之后，认知行为咨询过程就从准备阶段进入了开始阶段，准备阶段包括第3章和第4章，开始阶段包括本章和下一章。本章（第5章，开始阶段 I）主要介绍了两个咨询师任务和五个来访者评估步骤中的认知评估，而下一章（第6章，开始阶段 II）则主要介绍了随后两个咨询师任务和四个来访者目标规划步骤中的认知界定，以及如何构建功能良好的目标和信念。

任务 9　引出问题的一个具体事例

简介　　　　　　　　　　　针对来访者在其问题列表中优先
　　　　　　　　　　　　　　提出的、并且在准备工作表上进
行过**一般性**描述的问题，咨询师会请来访者举出一个**具体的**事例。
咨询师需要通过这一具体事例，在认知框架内进行更深入的 ABC
评估，并对来访者的问题进行界定，并设定目标。一个理想的事
例具有问题代表性，它是生动的（可形象化的、可以想象的）和近
期发生的，或者是当前正在重新经历的（当下的问题）。要鼓励来
访者想象当时他在**哪儿**、是**何时**发生的、还有**谁**在场、到底发生
了**什么**以及其他一些具体细节。同样，如果来访者预期某不良事
件即将发生，那么当他想象该事件时，也应该对此进行具体详细
描述。如果来访者已经进行了自我监控家庭作业实验，并且也已
经记录了本周出现的任何具体问题，那么就可以选取其中一个问
题作为事例。

在进行该任务时，咨询师要帮助来访者从当前任务 4 中已明确下
来的一类较概括性的、更抽象的问题转移到这类问题的一个具体

事例，而这类问题已经发生了或预期即将发生。然后咨询师通过任务4中相同的程序，鼓励来访者用自己的语言、自己的方式来描述这一具体事例。这时，无论来访者的描述是什么，咨询师都要用心倾听，只要它是具体的，并包含了逆境和问题情绪/行为的结果。咨询师会给来访者一份评估与目标规划指南以及工作表（附录2），其中包含了步骤1—6，并请他如同遵循准备指南那样遵循这一指南，而步骤1就是写下问题的具体事例。

行动总结

1. 要求来访者给出其准备工作表中一般问题的一个具体事例。解释为什么你需要一个具体事例。请他想象具体的细节，回答以下四个问题——在哪儿、什么时候、和谁在一起以及发生了什么。
2. 要求来访者在评估与目标规划工作表上写下这个具体事例。

案例

咨询师：现在我们需要你对在准备工作表上已经概括描述过的问题，给出一个有关的具体事例。这样，对于一个具体的情境，你对那个情境的实际想法和意象，以及更准确地说，你的感受是什么，还有你做了什么或者你急切地想做什么，我们就可以作一个彻底的评估。

来访者：这应该不难。它们在我的脑海中栩栩如生。

咨询师：好的，然后，选择一个具有问题代表性的、并且你记得很清楚的、仿佛就在眼前的例子。也许当你完成自我监控家庭作业的时候，脑子里会闪现出一个例子，你可以使用这个例子。说说它在哪儿发生、什么时候发生、都有谁、发生了什么。

来访者：好的。在我大学一年级的时候，我必须在圣诞节后作一个报告。这是一个当众报告并且老师会打分，因此，不仅有我的同学，而且还有我的老师们，全在那儿。我很害怕，我只想逃走。我把事情搞得一团糟，这太可怕了。（琼请布莱恩在评估与目标规划工作表上写下这个描述，步骤1。）

任务10　对具体事例的认知评估

简介　　　　　　　　　　　　对咨询师而言，一个基本的任务就是帮助来访者意识到主要导致其困扰的、平常难以捉摸的、意识之外的信念。咨询师在准备阶段已经为此打下了基础，现在则要通过对来访者的问题进行更深入的认知评估从而进一步前进，其目的在于引导来访者自己去探索发现。

在当下的任务10中，咨询师与来访者携手，共同对问题的某个具体事例进行ABC评估，来访者已经将该事例写在了评估与目标规划工作表上（步骤1）。通过使用评估指南中的步骤，咨询师将会帮助来访者明确诱发事件（A）和特定困扰的情绪结果（C），然后是中介信念（B）。

这时候也可以明确介绍 ABC 框架及其术语。在新的会面刚开始时就进行这项工作会比较自然，通常它发生在第二次和第四次会面之间。由于咨询师为来访者打好了基础，来访者应该已经部分熟悉了这种更加正式的评估和界定，不同之处在于这一次包括了问题的具体事例。当他们在指南（附录 2）的帮助下，依照工作表继续进行下去时，咨询师会请来访者写下这些步骤，有时也可以选择请来访者同时写在白板上。

咨询师提议双方对来访者在步骤 1 中写下的具体问题进行详细的评估和界定。咨询师介绍和解释了 ABC 模型，回顾了 B—C 联系的原则，说明了如何从 ABC 模型的角度，来建构来访者在准备工作表中所描述的一般问题，并且现在就将使用这一框架来分析他们正面对的问题具体事例。

咨询师使用 ABC 分类来确定具体问题的成分，即 A（触发来访者困扰的不良事件）、来访者的 C（导致的困扰）和 B（使事件成为逆境并导致其困扰的中介信念）。咨询师开始这一过程的顺序是首先引出问题 C，随后是不良事件 A，然后是信念 B。

步骤 2：引出困扰感受和功能失调行为——导致的问题 C

咨询师要求来访者在心里记下自己在步骤 1 中写下的具体事例，并关注和描述自己所体验到的困扰情绪，以及导致的任何无益行为或行为倾向。这就是导致的情绪和行为问题（C）。

作为结果的困扰情绪

由于来访者认为自己正面临着不良事件（A），因此他所描述的情绪必然是**负面的**，这没什么不好。（经过中间阶段的干预后，来访者随后会发现逆境根本并不存在，例如，具有健康的焦虑情绪的来访者会发现，实际上自己的身体健康并没有问题。那时，他就不再会有负面情绪，但是在当时的情况下，健康的负面情绪并没有什么不好。）

然而，咨询师试图引出一种有问题的、不健康的情绪，因此，她会询问来访者正在体验的（或者可能体验到的）困扰情绪是什么。此处的重点是功能失调的、不健康的情绪，以便将它与功能良好的、健康的负面情绪（见第 1 章）区分开来。德莱顿（Dryden，2009）区分了许多"不健康的"和"健康的"负面情绪，如抑郁和悲伤、焦虑和担忧，他强调个体也可以深刻感受到健康的负面情绪，但是它却不会产生困扰。其他学者也对此进行了区分，例如区分了以下两种担忧：以广泛性焦虑症为特征的功能失调的担忧和功能良好的担忧（Wells，2009）。

问题的行为结果

明确了一种困扰情绪之后，咨询师会要求来访者描述在逆境中可能发生的、与问题有关的任何**行为的**结果。它可能是一种实际行为，或者是来访者想做却被抑制了的一种行为倾向。这些行为和行为倾向与情绪的整合有关，并且不同行为以不同情绪为特征，例如伴随着焦虑的回避和逃离。

在某些情况下，这些逐步形成的行为也许是功能良好的，例如当焦虑是对真实危险的反应时。随后它会成为具有高度适应性的**安全寻求行为**，然而，咨询过程旨在帮助来访者发现自己并未面临真正的危险，因此这时的安全寻求行为实际上是适应不良的（Salkovskis，1991），因为它使问题无法有效得到解决。在第6章中，我们描述了咨询师如何向来访者说明，这种行为模式往往会使其无法发现自己的"危险"信念是毫无意义的。例如，帮助来访者意识到，通过强制性洗手，她无法确保自己并不会感染疾病。尽管如此，有时候咨询师需要帮助来访者去发现，在自我应验的循环中，其安全寻求行为实际上会**制造**出一种并不存在的逆境。例如，在防御性沉默中，患有社交焦虑的来访者会不知不觉变得冷漠，**然后**就会遭到他人拒绝。这时，咨询师会通过一个简单的图表向来访者表明，ABC序列是循环的；也就是说，不仅是A导致了B又进而导致了C，而且C能够导致并修改A，并且这种循环会不断重复。第1章描述了这种循环，第6章则描述了克服它的技巧。

咨询师需要确保来访者原则上明确和理解了行为结果（C）在以下两方面所起到的作用：维持其信念的一致性，以及在自我应验的循环中可能会"污染"情境（A）。

来访者完成评估步骤2

明确了与该具体事例有关的困扰情绪和功能失调行为之后，咨询师要求来访者将它们写在C下面的评估与目标规划工作表上（评估步骤2，附录2）：导致的问题情绪/行为。

步骤3：要求对具体的不良事件——A——进行真实的描述

咨询师要求来访者继续在心里想着情绪（C），并且尽可能地凭借记忆，不夸大其词地、真实地描述使其产生相应情绪（C）的具体不良事件（A）。如果来访者对"外部"事件的描述不够充分，那么咨询师需要提示他准确报告出事件在何时发生、在何地发生、与谁在一起，以及发生了什么。如果事件是"内部的"，比如一种生理感受、令人困扰的想法或幻觉，来访者对该事件的描述也比较详细，那么这时也仍然要确定事件发生的时间和地点。在这两种情况下，咨询师要鼓励来访者运用所有感官在脑子里想象事件，要么凭借记忆、要么想象事情会如何，并对这种想象进行描述。

在该评估中所关注的不良事件（A）可以成为一个ABC片段的开端，或者它可以位于ABC片段循环的中间，即A—B—C—A—B—C。在以上例子中，通过在C上防御性地保持沉默，患有社交焦虑的来访者会不知不觉变得冷漠，**随后**在A上遭到拒绝。在这种情况下，情境A出现在两个片段的中间，并且遭到了来访者C行为的"污染"。随后它引发了B上的进一步偏差推论和极端评价，导致C上出现了进一步的功能失调。

在记录事件A之前，咨询师要确保来访者也赞同其描述是尽可能真实的，而不是一种解释或推论。来访者要回答："这是你对这件事的真实描述还是对它的解释？"如果来访者的描述是真实的，咨询师同样也需要指出，实际上对A的这一事实描述可能有误，因为记忆本身就容易产生偏差，咨询师会建议来访者在凭借记忆进行描述之前，使用"就我能够记得的……"这类话语。此外，咨询师要确保来访者对 A 的描述反映了它在片段循环中所处的位置，并确保描述中谈及了其自身行为在该情境中的作用。

来访者完成评估步骤 3

如果来访者能够确定，就其记忆而言，自己对不良事件的描述并未夸大其词、是真实的，它并非一种解释或推论，那么咨询师会要求来访者将该描述写在 A 下面的工作表上：实际记得或想象的不良事件（评估步骤 3，附录 2）。

步骤 4：引出偏差推论信念（B^1）

咨询师的下一个任务是引出导致了来访者情绪（C）有偏差的或可能有偏差的推论，即确定对于来访者刚才所描述的如此令人困扰的（如引发焦虑、沮丧等）不良事件，其推论是什么。这种推论是咨询师希望寻找的两类信念中的第一种（B^1），这两种信念将"解释"来访者的困扰。第二种是来访者对事件的评价（B^2），这是步骤 5 的重点。

解释和识别推论

推论是来访者对不良事件（A）的含义所产生的想法。咨询师会解释说，推论是超出证据的信念，例如预测，因此它可能正确也可能错误。从专业角度而言，推论是指基于个体已知的或基于个体的假设，而得出一种结论的行为或过程。作为证据而给出的、或假定会引导出结论的陈述称为前提。需要对推论进行确认的原因在于，极为偏差的负面推论导致（虽然不会直接导致）了困扰，但是作为克服困扰过程的一部分，我们可以在认知行为咨询中挑战和改变它们。

来访者可能在识别推论时遇到困难，因为他常常根本不会将其视为想法（B），而是将其视为不良事件（A）的真实组成部分，"而你又不得不接受事实"。因此，咨询师要通过其表现形式而帮助来访者识别自己的推论。

推论可能隐性地或显性地表现为"如果……那么……"的陈述形式：如果（对A的真实描述）……那么（它所意味的推论B）……。因此，来访者可能会断言，如果朋友走到了马路的另一边（A），那么这就意味着（B）她是在回避自己。随后基于第一种推论，第二种推论可能就会出现。因此，如果她是在回避自己（第一种推论B），那么这就意味着她在拒绝自己（第二种推论B）。抑或是，朋友走到马路另一边是因为她想回避自己，诸如此类。当然，这些推论并非来自前提。

识别和引出偏差推论

进行了这样的解释后，咨询师会试图引导出来访者实际具有的或者可能具有的偏差推论，并帮助来访者发现它们如何导致了（尽管并非自动唤起的）自己的困扰，以及常见的自我挫败行为。

引出推论的技术

获取相关推论（即导致了困扰和行为的推论）的一种技术，在理性情绪行为疗法中称为推论链，或者在认知疗法中称为向下抽丝或向下箭头技术。推论链中的一种质疑形式表现为"如果……那么……"的形式。因此：

- "如果那件事发生了（对不良事件 A 的描述），那么对你而言，你感到困扰（情绪 C 的描述）意味着什么？"

可以重复问题，以获取更深入的推论和一个或更多的评估，正如接下来将讨论的那样。推论链通常会产生几种推论，按照"如果……那么……"的序列一个接着一个。因此，在上例中：

- "我的朋友过马路（A）意味着她是在回避我。"
- "我的朋友回避我（第一种推论 B）意味着她不再喜欢我（第二种推论 B）。"

咨询师和来访者选择其中之一作为 ABC 评估的重点，它最好是位于推论链底部的那一个，但并非一定要如此，随后再进行评估，我们接下来会对此进行说明。

引出偏差推论

由于来访者正面临着一个实际的或感知到的不良事件（A），因此推论及情绪都会是负面的，并且正如负面情绪一样，出现负面推论也是正常的甚至是好的，即使事件并非不良事件。然而，咨询师预料到来访者会给出可能带有**偏差的**负面推论，而这种推论会导致不健康的、困扰的情绪，并且表现出一种自我保护却自我挫败的倾向。因此，此处重点关注于一种有偏差的、不准确的负面推论，并将它与一种无偏差的、更准确的推论明确区分开来。

当下任务是确定来访者推论（B^1）的偏差类型。常见的偏差类型最初是由亚伦·贝克在20世纪60年代早期确定的，而全面的分类在任何一本不错的认知行为疗法实践手册中都可以找到，比如朱迪思·贝克（Judith Beck）的《认知疗法》（1995，p. 119）、罗伯特·莱希（Robert Leahy）的《认知疗法技巧》（2003，pp. 32-33）或大卫·伯恩斯（David Burns）的经典来访者自助书籍，名为《好心情：新情绪疗法》（1999，pp. 42-49）。

咨询师可以通过这种列表来说服来访者，其推论可能是有偏差的，尽管他只会承认有这种可能性，因为在这一阶段他仍然相信自己是正确的。只要来访者承认了存在这种可能性，那么咨询师和来访者就需要确定这种推论属于哪种类型。一旦对此明确之后，咨询师就要与来访者一起，共同探索来访者现在是否愿意接受以下观点，即来访者的推论不仅仅是可能存在偏差并导致了其不健康负面情绪的产生，而是确实如此。

我们认为许多偏差都可以归为以下三种：

• 全或无思维，也称为两极分化的、二分的、"绝对的"或分类的思维，它还会出现过度泛化，以及夸大（如失败）和缩小（如成功）的倾向。通过这种思维，来访者仅仅使用两种分类中的一种来推断出结果，例如"总是""每个""从不""完全""极其"，而不是在一个连续体或维度上推断出结果，例如"一些""部分地"或

"相对地"。比如，"如果我没有得到这份工作，那么我就**再也**找不到另一份工作。"

• 负面偏差的武断推论，包括过早下结论、妄加猜测和预言。来访者正是以这种思维来看待模糊的或中性的事件，并系统而武断地得出负面结论。例如，"心跳加快意味着我有心脏病"或者"过马路意味着他不喜欢我"。它可以与全或无思维结合起来，共同导致偏差推论"……我有致命的心脏病"或"……他根本不喜欢我，而且永远也不会喜欢我"，诸如此类。这种负面偏差的武断推论还有另外一种表现形式，即负面偏差的选择性注意，也称为心理过滤，在心理过滤中个体只关注负面的可能性，而所有其他的可能性都被忽视或弱化了。

• 内部或外部的负面归因偏差。在这种思维中，来访者系统地将某不良事件的原因要么归结为自己（内部归因），正如人格化中那样，要么归结为他人或情境（外部归因）。当它与全或无思维结合起来时，就会表现为总是倾向于归因于自己或归因于他人。

检查事件（A）和推论（B^1）之间的区别

此时，对于咨询师而言，关键在于考察来访者是否理解并同意自己对不良事件的真实描述（步骤3）与推论之间存在区别，因为这是事件A和推论（B^1）之间的区别，它在很大程度上导致了困扰。这是将B带入ABC之中的洞察过程的一部分。

为了引出该区别，咨询师可以采用的一种方式就是再次提出步骤3中的一个问题："这是对事件的真实描述还是你（坚信）的推论／

解释或看法？"这个问题很重要，因为如果不思考这个问题，那么来访者可能就不会思考二者之间的区别，而是继续误以为自己的推论是事实，特别是如果这个推论被编码进入事件的意象中。咨询师会要求来访者解释这种区别，如果他不知道，那么咨询师本人就要解释这种区别，即描述的内容是来访者认为真实发生的事件，然而推论却是一种自认为正确但也许错误的判断。如果他仍然不明白，那么咨询师就要重复任务7中的"敲窗"练习。中间阶段的任务1中也对此给予了更多的指导意见。

来访者完成评估步骤 4

一旦来访者承认其推论可能是有偏差的，并认识到了真实事件（A，步骤 3）与其对事件的推论（B^1）之间存在区别，那么咨询师会要求来访者将偏差推论写在 B^1 下的评估与目标规划工作表上：对 A 的偏差推论（评估步骤 4，附录 2）。来访者可能更愿意认为偏差是可能的或至少是可能的。咨询师还要求来访者在推论中以 0—10 的等级来评价自己对这一推论的确信程度，其中 0 表示不相信，10 意味着完全相信。在进行该评价时，来访者尽管同样也承认这是一个推论（B^1）而非真实事件（A），然而却可能仍然坚称他认为这是真的。

步骤 5：寻找极端的评估信念（B^2）

现在，咨询师和来访者已经进行到了问题具体事例的 ABC 评估中的最后一步，也可以说是最重要的一步（评估步骤 1）。现在有了令人困扰的 C、对事件 A 的描述以及负面的推论 B^1。结合问题的相同具体事例，咨询师现在要寻找第二类信念，即评估（B^2）。咨询师要求来访者找出：**根据其推论**，令他如此困扰的诱发事件是什么，即不仅令他痛苦而且真正令他困扰的事件是什么。换而言之，如果我们假设推论是真的（正如来访者所认为的那样），那么是什么令他如此困扰？例如，如果来访者的朋友真的拒绝了他（推论），那么是什么令他如此困扰？

咨询师会解释说，推论是某事为真或假的一种信念，评估是某事为好或坏的断言，而在负面情绪问题中，它总是坏的。不过，咨询师所寻找的评估是极端评估，即不良事件不仅被推论为是坏的事件，而且是**灾难性的**坏事件或**糟透的**事件，是绝对**无法忍受的**，并且意味着来访者本人、他人或日常生活是**一无是处的**或**毫无价值的**。这里我们看到了上文讨论过的全或无偏差，但这次是应用于评估中。

这些是功能失调的评估或"热门信念"，它们遵循一种极端而刻板的生活法则，认为某些负面事件（A）绝对不能发生（或者相反，某些正面事件绝对会发生）。这种法则被艾利斯（Ellis）（1963）描述为非理性的苛求哲学，并且它也是贝克（Beck）（1976）称为功能失调假设的许多信念之一。如果来访者脑子中有这种极端的生活法则，而不良事件又违背了这种规则，那么他也就很有可能会产生极端的负面评估，因为它们遵循这一法则。

咨询师要帮助来访者认识到，什么时候自己脑子里有了这种极端的生活法则，以及该法则被打破后产生的极端评估。这一法则及其衍生物包括：

• 极端的生活法则。推论事件是**绝对本不应该**发生的，或者**永远不能**发生，但是如果它发生了或正在发生，那么下列部分或全部的信念也都会如此。

• 灾难性信念。推论事件是**绝对糟糕的**或**灾难性的**，或者如果它发生了，那么将会如此。

• 无法忍受信念。推论事件是**绝对无法忍受的**，并且来访者根本**无法**应对，或者如果它发生了，那么将会如此。

• 自我或他人贬低／核心信念。推论事件表明或证明了来访者是**一无是处的、毫无价值的、毫无用处的或有缺陷的**，或者如果它发生了，那么将会如此。或者事件表明另一个人是**一无是处的、毫无价值的**，或者如果它发生了，那么将会如此。

正如上文所示，这些评估在推论中是内隐的（隐藏的），通过咨询师的评估而显现出来（揭示）。例如，如果来访者认为朋友可能拒绝了自己（推论事件），他就会产生如下信念：

• 他绝对不能遭到这样的拒绝（内隐的需要或功能失调的假设或生活法则），但是如果他遭到了这样的拒绝，那么这就证明或表明了他是毫无价值的（内隐的核心信念）。

• 这是灾难性的（内隐的灾难性信念），

• 并且绝对无法忍受（内隐的无法忍受的信念）。

咨询师要倾听这些评估，它通常会伴随着可观察到的情绪变化，将我们带到评估的另一个关键之处。

来访者不仅认为自己所描述的逆境是事实（"心跳加快意味着我可能有心脏病"；"批评的评论意味着他们认为我很蠢"），而且随后会更倾向于认为该"事实"直接导致了自己的困扰。实际上，正如我们刚才所看到的，这些"事实"几乎都是推论，但是即便这些"推论"不仅仅是推论，推论中也包含着评估，也正是这些评估而非推论导致了情绪结果。因此，在"我可能有心脏病"这一推论中隐含着的评估是"而这是灾难性的"。

由于评估导致了情绪困扰，因此，当来访者面对其功能失调的评估时，常常可以看到通过其肢体语言而表现出的明显的情绪变化。咨询师需要去发现和关注这些变化，并且当来访者表现出了情绪变化时，询问其脑海中想到了什么。

例如，咨询师用于获得评估的一种技巧就是将推论链继续下去，直到来访者表现出了情绪变化，并且说出了一个或多个以上的陈述。或者咨询师可以直接询问，如果该事件发生了，那么它是否是坏的或糟糕的、难以忍受的或无法忍受的。如果明显涉及自尊或他人尊重时，咨询师可以询问来访者，这对于自己或他人来说意味着什么，或者更直接地询问，他是否在对他人行为或自己进行某种评价。

在推论到评估的链条中，咨询师使用的一个重要技巧是假定来访者的偏差推论是真的。当然，来访者仍然认为推论是真的，因为此时尚未对其进行质疑，但对咨询师而言，为了获得评估，关键是要使来访者在这一阶段继续认为该推论是真的。

与推论一样，咨询师需要指出评估与真实描述之间的区别，其中，评估是 B，真实描述是 A。咨询师可以重复以前的一个类似问题："这是对事件的真实描述还是你所（坚决持有的）评估？"这会再次帮助来访者思考二者间的区别，并且在脑子里牢牢记住这一区别。也许咨询师需要对这一区别进行解释，例如，描述指的是来访者认为实际发生的事件，而评估是一种也许正确但也许错误的价值判断，或者是显而易见的夸大其词。例如，某事件被评估为绝对糟糕的，但是更为切合实际的判断却是相对糟糕的，甚至一点儿也不糟糕。咨询师同样还要确保来访者理解了评估和推论之间的区别，即后者是对错判断，而前者是好坏判断。

来访者完成评估步骤 5

一旦来访者认识到了其评估、真实描述和推论之间的区别，咨询师就要建议他将评估写在工作表上（评估步骤 5，附录 2）。在 B^2 一栏中，我们留出了空白以填写这四种极端评估，即苛求的（包括"必须"和"绝对应该"）、糟透的、低不适容忍的以及自我 / 他人 / 生命贬低的。咨询师还要求来访者以 0—10 的等级对自己的确信程度进行评估，其中 0 意味着不相信，10 意味着绝对相信。与推论一样，该评估也强调这些是信念而非事实，尽管来访者可能仍然认为它们是真的。

指导来访者捕捉其 B

现在已经完成了对具体事例的 ABC 评估，来访者应该已经认识到了，是其功能失调的信念 B（推论和评估）在不良事件 A 及其困扰结果 C 之间起到了中介作用。咨询师的下一个任务是指导来访者应用这种洞察，在其日常思考中学会去捕捉难以捉摸的负面自动思维和信念，这样他就可以开始明确它们，并及时挑战和改变它们。在第3章的自我监控家庭作业实验中，我们已经介绍了这种方法的第一步，并且此时来访者也已对A、B和C以及它们之间的联系有了更好的理解。

因此，咨询师首先要回顾来访者本周内的自我监控步骤执行情况。双方一起回顾每个步骤，并查看来访者的日常思维记录（图4.1和附录1），并明确所有的困扰，例如注意到的任何困扰情绪，以及同时产生的任何功能失调的想法，将这些记录下来，并记录下来访者在确定这些事件时进行的每个步骤、情绪目标和其他信念。

接下来，咨询师在日常思维记录的基础上，引入一种新的形式和指南，即ABC日记（附录2），不过现在需要对介绍的ABC新概念进行界定。要求来访者采用新的形式，正如之前那样，对情绪和思维进行监控，除了这次对ABC的分类，并且还会要求来访者试着明确至少两种信念——一个或多个推论以及最好两个或多个评估。在这个阶段，他只填写ABC日记的上半部分，即ABC评估，因为日记的下半部分，即ABC目标，将是下一章（第6章）的重点。附录2的评估与目标规划指南中提供了填写ABC日记的实际操作步骤。

行动总结

1. 咨询师要求来访者在心里想着自己在步骤1中已经写下的具体

事例，并关注和描述体验到的困扰情绪和任何与之相关的无益行为或行为倾向。这将是导致的情绪和行为问题（C）。咨询师要确保它是不健康的、而非健康的负面情绪。

2. 咨询师要求来访者描述在不良情境中，自己可能出现的任何问题行为的结果。这也许是他做出的一个实际行为，或是他想去做但却受到压制的一种行为倾向。咨询师要确定，这是与不健康负面情绪有关的一种功能失调行为和行为倾向，如回避或逃离、躲避以及攻击行为等。然后咨询师要求来访者将已确定的情绪和行为写在C下面的评估与目标规划工作表中（评估步骤2，附录2）：导致的问题情绪/行为。

3. 咨询师要求来访者继续在心里想着这种情绪（C），并对使其产生这种情绪（C）的具体不良事件（A）进行口头的、真实的描述，或者描述一个使其感到焦虑的未来事件。咨询师要确保这一描述是真实的，并且不包含来访者对于该事件的信念（推论或评估）。咨询师要求来访者将这一描述写在A下面的工作表中：实际记忆中的或想象中的不良事件（评估步骤3，附录2）。

4. 咨询师引出导致了来访者不健康情绪（C）的可能偏差推论（B^1），即对刚才所描述的令人困扰的不良事件的推论，并估计来访者对其推论的确信程度。咨询师帮助来访者确定推论的偏差类型，确保来访者理解了推论与事实之间的区别，并且明白了偏差推论与无偏差推论之间的区别。咨询师要求来访者将偏差推论写在B^1下的工作表中：对A的偏差推论（评估步骤4，附录2）。

开始阶段I——具体问题是什么？一个具体案例的认知评估

5.最后咨询师引出了导致来访者不健康情绪（C）的极端评估（B^2），即推论（B^1）情境中对不良事件（A）的评估，并估计来访者对其评估的确信程度。咨询师帮助来访者确定其评估中的非理性类型，确保他明白了事实、推论与评估之间的区别，并且明白了理性评估与非理性评估之间的区别。咨询师建议来访者将自己的评估写在工作表上（评估步骤5，附录2）。

6.咨询师帮助来访者认识到如何运用自己对A、B和C的理解，来进一步监控其日常思维。咨询师和来访者使用日常思维记录来回顾他的家庭作业，处理与之相关的任何困难，并且在此基础上，咨询师介绍了ABC日记和步骤（附录2），还会要求来访者完成一个类似任务，同样要求来访者在当前会面和下次会面之间每天都做一次这个任务。

案例

咨询师：（在布莱恩已经描述了问题的一个具体事例后，评估步骤1）你已经描述了一个具体的问题，我们会像以前那样来分析它，但这次我们是从ABC框架的角度。（琼解释了这个模型——参见简介——而布莱恩又重复了一遍，表明他已经很明白了。）

咨询师：（寻找问题情绪C）让我们来确定一下它导致的情绪C。你在脑海里想象这种情境，然后告诉我你感受到了什么困扰情绪？

来访者：嗯，我觉得糟透了，就是糟透了。

咨询师：你想使用什么情绪词汇来描述这种情绪呢？焦虑的、恐慌的，还是情绪低落的？（琼要求布莱恩准确描述出一种具体的不健康负面情绪。）

来访者：在那时候我就是感到恐慌、恐惧，完完全全的、百分之百的。

咨询师：有什么症状呢？

来访者：我的心跳得很快，我相信周围的人都能看出来，我的脸变得通红，我的视线变得完全模糊，我口干舌燥，连话都说不出来，并且我双手抖得很厉害，连稿子都拿不好。

咨询师：这些都被大家看到了，所以糟透了，是吗？

来访者：嗯，每个人都能看出来我正处于什么状态。

咨询师：（寻求问题行为 C）你是怎么应对的呢？你实际上做了些什么吗？或者想做些什么吗？

来访者：我想逃跑，但我不能那样做。我已经无能为力了。我避免与任何人进行眼神交流。我试图紧握稿子，但真的难以隐藏自己的颤抖。我已经把自己想说的内容都逐字逐句写出来了，因为一旦开始作报告，我的脑子就会变得一片空白。并且我说得很快声音很小，想尽快结束这一切——应该讲五分钟，但我却只用了大约两分钟。

咨询师：所以，你这样做都是为了隐藏自己的焦虑。我们把它称为安全寻求行为，试图保护你自己，这可以理解。这是应对威胁的自然反应——当我们看到威胁来临时，我们都会尽力来避免或摆脱威胁。如果你不那样做就会怎么样呢？

来访者：它将是一场灾难，非常可怕，糟透了。

咨询师：这样做有用吗？

来访者：没多大作用。比如说，最糟糕的是我突然忘记自己说到哪儿了……我站在那儿，感觉就像过了一万年，我翻看稿子，直到终于发现自己要说什么。我不太确定它是否有任何作用。

咨询师：它不太可能起作用，例如，紧握稿子会让你颤抖得更厉害，而不是更轻。你把要说的内容全部都写下来的"安全"战略可能使你的情况变得更糟糕，但是让我们先回到这个问题吧。现在请你将这些填写在工作表上的栏目C中。你在C下面写上导致的情绪和行为。（布莱恩填写了这些内容。）

咨询师：（寻求对不良事件A的描述）现在你可以描述一下触发了这些情绪和安全寻求行为的不良情境。试着忠于事实——就像相机记录的那样。试着在你的脑子中想象它。

来访者：嗯，房间很小，而且很热，很拥挤。窗户不多。感觉呼吸困难。我确定自己在发言时，评委们都皱着眉头，彼此窃窃私语，交头接耳。我觉得同学们都在得意地笑。其他每个人看上去、听上去都是那么自信。

咨询师：（寻求偏差推论 B^1）好吧，请你把它写在不良情境 A 下面的工作表上。现在再次想象一下你正处于这种情境中，并且你的恐慌达到了极点。对于令你感到恐慌的那种情境，你的想象和预测是什么呢？

来访者：他们都在盯着我看。

咨询师：你认为他们看到了什么呢？

来访者：他们可以看到我的脉搏跳得越来越快，我的脸涨得通红，我说话结结巴巴，双手颤抖，并且我知道情况会变得更糟，除非我能够用某种方法进行掩饰。

咨询师：听上去这就像是事实。你说"他们能看到……"，你"知道"情况会变得更糟。但是实际上我认为这也许只是你的推论、假设或预测——你认为他们能看到，等等，你预测情况会变得更糟。

来访者：你说这些是推论、假设或预测，这是什么意思？

咨询师：（琼解释它们都是推论以及什么是推论——参见简介——强调推论可能或真或假，它取决于证据。）所以，你同意这些是推论而不是事实吗？它们是你认为人们会看到和想到的，或者你预测他们会这样认为。

来访者：我想是这样，尽管我觉得这就是事实。

咨询师：你觉得它们是事实，这是因为你相信它们是真的，但是它们仅仅可能是真的，尽管在你心里不太可能相信它们是假的。

来访者：你这样说的话，我明白你的意思。

咨询师：所以请你将这个写在工作表上的 B^1 推论一栏中，不过我建议将它写成一种推论："我认为他们是，或预测他们将……"或者"我相信他们是，或预测他们将……"，而不是将它写成一种事实："他们是，他们将……"（布莱恩写道："我相信他们都看到我在颤抖，脸色发红，心跳加速。"）你对这个有多相信呢？

来访者：完全相信，百分之百地相信。

咨询师：好的，现在我们来看看你的下一个推论，我们假设你是对的，也就是说他们看到的就是这样；对于这个，是什么想法让你感到恐慌呢？

来访者：他们会认为我完全是一个傻瓜。（布莱恩咬紧了嘴唇。）

咨询师：那是另一种推论，你同意吗？（布莱恩在 B^1 推论栏中写下"我相信他们认为我完全是个傻瓜"。）你有多相信他们是那样认为的？

来访者：同样也是百分之百地相信。

咨询师：因为你相信这些推论（B^1）是真的，所以它们在很大程度上导致了你的焦虑——记住，这些是你的信念，在这种情况下，对于事件 A 的推论 B 在很大程度上导致你产生了困扰 C。（布莱恩点点头。）并且由于你相信它们，所以你尽量试图去避免预测到的威胁，也就是他们都认为你是个傻瓜，等等。但是很有可能，这些推论使你产生了有偏差的意象，事实上并不存在威胁，或者威胁很小，但是你从来发现不了这些，因为你在逃避这个有偏差的意象，并且因此继续相信它，继续变得焦虑，而问题就会一直存在下去。因此，我们能不能来看看这个关键想法，也就是说，你的推论可能存在严重偏差？

来访者：好吧，也许是的，但我并不这样认为。

咨询师：这是人们通常会有的一系列偏差［让来访者看伯恩斯（Burns）1999 年提出的列表］，尤其在人们感情用事的时候。其中一个是全或无偏差，它会使人们倾向于夸大其词，因此，你认为可能是自己夸大了他人看到的症状吗？比如你说"脸变得通红"。

来访者：有可能，但实际上并不是这样。

咨询师：好的，那么，我们在标题下写上"夸大其词"好吗？"偏差"。（布莱恩写下了这个词。）另一种偏差是"负面心理过滤"，它是指只选择性地注意到负面信息，而其他所有信息都被忽视或弱化了。在你的描述中只有负面描述。（琼探讨了其他一些问题，包括猜测他人心思，以及归因于自我而非情境，布莱恩对此作了笔记。）

咨询师：总之，我们已经有了几种推论，和它们有关的一些偏差你也都记下来了。我们来回顾一下，这些是推论还是事实呢？

来访者：它们是推论。

咨询师：有什么区别吗？

来访者：（描述了推论和事实之间的区别，琼很满意来访者都理解了）我想它们是推论，但我确实认为它们是真实的，虽然我希望它们不是。

咨询师：你能在工作表上评价一下你对它们的确信水平吗？0表示你不相信，10表示你完全相信。（布莱恩将它们全部评价为10。）

咨询师：（寻找极端评估 B^2）对于你一直未变的焦虑和逃避，偏差推论起到了重要作用。不过你的评估甚至起到了更重要的作用。现在我们可以来评价一下你的评估吗？我能够解释一下我所说的评估吗？（布莱恩同意了这两个请求，琼解释了推论和评估之间的区别——参见简介——强调前者是依据证据的、或真或假的断言，而后者是好或坏的价值判断。）

咨询师：好的，让我们回到上一步来。你相信自己的推论是真实的，所以我们暂时也就假设是这样，这样我们就能找出对你解决问题毫无帮助的评估是什么。你说人们能够看到你的窘态，因此他们会认为你完全就是个傻瓜。（布莱恩同意。）他们认为你是傻瓜，这会让你产生什么恐慌的想法呢？

来访者：（长时间的沉默）这太糟糕了。我受不了。我觉得事实就是这样，我会被学校开除，我太失败了。（布莱恩泪流满面。）

咨询师：它们是你的评估，你同意吗？你能看到这些评估对自己产生的情绪影响。（布莱恩同意。）

咨询师：就像推论可能会产生偏差一样，你的评估也许是绝对的、极端的，因此是不现实的。

来访者：我还是认为这有可能，但是事实上不太可能这样。

咨询师：这里有四种评估，我们认为它们是极端的并且导致了情绪困扰。（琼指出了简介中所描述的四种极端评估。她指出了它们的"绝对性"：某些事情绝对必须发生或不发生；如果它们发生了或没有发生，就绝对是灾难性的或糟透的；如果它们发生了或没有发生，那么绝对是无法忍受的；并且如果它发生了或没有发生，那么我、你或生命绝对是糟糕的或毫无价值的。）

咨询师：布莱恩，你能意识到以上评估中的一种吗？

来访者：（微笑）是的，我意识到了。我刚才说事情糟透了，我无法忍受。这种想法是极端的。并且我说自己是个傻瓜，这也是很极端的。

咨询师：那么现在，让我们把你的这些评估，还有你对它们的确信水平从 0 到 10，都记录在工作表上。（布莱恩在工作表上写下了自己的三种极端信念。）

咨询师：（在 ABC 评估的帮助下作出总结）有了所有这些在 B 上的灾难性预测，难怪你在 C 上会感到恐慌，并且采取了自我保护行为，从而将自己从你视为潜在灾难性的威胁 A 中解救出来。但是如果假设你所持有的信念 B 是错的，那么你就可以把自己从并不存在的或者轻微的危险（A）中解救出来（安全行为 C），但是你从来不会发现这一点，并且一直在 C 上感受到了不必要的焦虑。更糟糕的是，本来这种不良情境并不存在时，你也会制造出一个真正的逆境 A。这些都是恶性循环的陷阱，认知行为咨询将帮助你发现并脱离这种陷阱。

来访者：好的，我能明白你在说什么。但是我要怎么开始捕捉到这些信念呢？

琼以布莱恩的问题为线索，检查了布莱恩的日常思维记录家庭作业，并且帮助布莱恩以此为基础，通过使用一个改编过的表格即 ABC 日记（附录 2），在随后几周内继续学习如何监控和捕捉自己的思维。在该任务简介和 ABC 日记步骤（附录 2）中，都介绍了这种方法。

第 6 章

开始阶段 Ⅱ——我们的目标是什么？新思维、感受和行为目标

任务 11　界定问题：B—C 联系和恶性循环

简介　　　　　　　　来访者仍然认为其困扰是直接由

自己无法控制的不良事件所导致

的吗，——我们称之为 A—C 思维（任务 7），还是如今他已通过

认知而洞察到其困扰主要是由自己的信念（B）所导致的？这可能

是认知行为咨询过程中最重要的、也是最难以改变的问题之一，

因此，它也是我们随后还会再次谈及的一个问题。

咨询师已经在任务 10 中明确指出了推论和评估的作用，现在咨询

师要问来访者以下问题："主要是什么导致了你的情绪/行为问题

（C）呢？——是你所描述的不良事件 A，还是你的信念（B），或者

你的推论和评估？"如果来访者回答是自己的信念 B，那么咨询师

就要问他为什么；咨询师要确保来访者真正理解了，而不仅仅是

简单地说出他认为咨询师想听到的答案。咨询师希望听到以下回

答，"我的感受和行为主要是自己对这些事件的负面信念的结果"，

并将其概括为"B—C 联系"。

然而，如果来访者尽管已经在咨询师的指导下完成了思维监控家

开始阶段 Ⅱ ——我们的目标是
什么？新思维、感受和行为目标

庭作业，却依然认为是诱发事件（A）导致了自己的问题（C），那么咨询师需要回到任务7，并再次引导来访者从A—C思维到A—B—C思维，但这次是将其关注点转移到他在评估工作表上写下的（步骤4和步骤5）推论和评估上来，这些推论和评估生动地表明了信念的中介作用。

有时候，来访者仍然会坚持认为自己"知道"其推论和评估是正确的。这时咨询师就要检查，来访者所说的"知道"是否意味着他认为"陈述x"是一个事实，还是他相信它是一个事实。他可能会说理性上自己是明白的，但是情感上却感觉自己"知道"其推论和评估是正确的。咨询师可以举例进行解释，指出来访者的推论和评估是其负面事件经验的一部分，并且他渲染了对负面事件的想象，而且在情感层面上，他将想象当成了事实，如同实际知觉一般。通常到了这一阶段，来访者会同意这是一种强烈的信念，尽管正如下文所述，他也许依然疑心重重。

咨询师希望来访者确实认识到了解决自己的问题（C）的方法是通过改变其信念（B），因为来访者的问题在很大程度上是其信念而不单单是诱发事件（A）的结果。然后这也导致了下一个问题，即如果来访者想改变自身感受和行为方式，那么他必须改变什么：A还是B呢？如果来访者同意自己需要改变B，即使他对于是否能够做到这一点并不乐观，那么也要将它记录下来，写下来，以记录该洞察的重要性。

恶性循环

正如第 1 章所述，B—C（B 导致了 C）联系不仅从线性意义而且从循环意义上解释了情绪和行为问题。一个有问题的 B—C 联系可能成为几个恶性循环的核心，或者也可以表示为一朵繁复的"恶之花"，花瓣就代表了各种循环，正如巴特勒等（Butler et al，2008）对焦虑问题以及穆瑞（Moorey，2010）对抑郁所描述的那样。我们仅仅描述其中最重要的两个。

第一，当实际上并不存在风险或者风险较轻微时，来访者却预测（B）将会发生一个灾难性的不良事件（A）。对他而言，由于 B—C 联系，他焦急地回避了（C）假定的事件（A），因此在其信念预测中，他从不会认为它根本就不会发生。咨询师的任务不仅是要帮助来访者发现 B—C 联系，并且还要帮助他发现自己对 A 的回避如何阻碍了他去推翻其信念，从而维持了 B—C 联系并使问题继续存在。

第二，当灾难性事件并不存在时，来访者不仅相信（B）有一个灾难性的事件（A），而且试图避免 A 中假定的逆境，实际上这时他制造了一个以前并不存在的真实逆境。咨询师的任务是帮助来访者发现，其回避或安全寻求行为 C 实际上以一种负面的方式"污染"了以前相对中立的情境 A。

咨询师会提醒来访者，一旦改变了自己的信念，并以现实的 B—C 联系取代了不现实的负面信念，那么他就能更好地用一种良性循环来取代现有的恶性循环。

未能明确以上要点会使来访者缺乏努力改变 B 的理由，因而会破坏完成艰难的任务所需要的任何承诺。不过，根据我们的经验，即便到现在，来访者依然会对困扰的认知理论心存质疑，我们会在中间阶段的开始部分从另一个角度再次回到这个问题。

行动总结

1. 咨询师检查来访者是否真正理解了信念在不良事件（A）与情绪、行为结果（C）之间的中介作用。

2. 如果来访者还是不明白信念的中介作用，那么咨询师要回到任务7，并再次指导来访者从A—C思维转变到A—B—C思维，这次是将其关注点转移到他在评估与目标规划工作表上写下的推论和评估上来，即步骤4和步骤5，它们生动地表明了信念的中介作用。咨询师也要将关注点转移到来访者在几次会面之间通过思维监控和填写ABC日记所学到的内容。

3. 为了帮助来访者理解事实和信念之间的区别，咨询师要确保来访者确实明白了"知道"一个事实和"知道"某种非常确信的事件之间的区别。

4. 咨询师检查来访者是否同意，为了改变其不健康的（C），他应该改变中介的（B），这是认知行为咨询的主要目标。

5. 咨询师帮助来访者认识到，令自己困扰的两种恶性循环通常会使问题持续存在，甚至使问题变得更糟，而这些恶性循环的出现是由于功能失调的信念（B）作用于（C），而后又作用于（A）的结果。

案例

咨询师：我们已经完成了对问题的 ABC 评估，现在我们来看看工作表，看看这是否有助于我们理解和解释你的问题。现在你认为是什么导致了自己在作报告时变得这么不安呢？是 A：逆境、人们看待你的方式呢，还是 B：你对于那种情境的灾难性信念呢？

来访者：我认为这两种都存在。如果我不在乎，我就不会感到困扰，因此有一部分也和我的信念有关。

咨询师：如果是你的信念部分地导致了你的困扰，并且你的信念是错的，那么通过什么方法可以解决你的问题呢？

来访者：改变信念。

咨询师：没错，但是你可能会不自觉地在阻止自己去改变它们。

来访者：为什么会这样呢？

咨询师：可能是这样：你的灾难性预测（B）会导致你做出一种安全寻求行为，以尽量避免实际上并不真正存在的一种灾难性后果——很低的分数、被认为是失败者、被赶出大学，等等。但是你却从来没有发现这一点。用专业术语来说，你的安全寻求行为阻止了你去驳斥自己的预测，并且由于它是导致你焦虑的原因，所以它会使你的问题一直存在下去。

来访者：就像一种恶性循环。

开始阶段 Ⅱ——我们的目标是
什么？新思维、感受和行为目标

咨询师：没错，不过你也面临着一种**真正的危险**。你自身的安全寻求行为 C 实际上可能会使你变得更糟而不是更好，并且引发他人对你真正的负面反应，这样你就制造了一种真正的逆境 A，而它以前并不存在。这是另外一种恶性循环。

来访者：我怎么才能避免这些问题呢？

咨询师：通过学习如何将你的信念变成更加良性的信念，这是我们下次会面的内容。如果你可以做到，你会有什么样的感受和行为呢？

来访者：会感觉更好，不再惊慌失措，只是担忧。（在工作表上指出问题 C 和目标 C 之间的区别。）

咨询师：如果在目标 C 上你只是感到担忧并且表现得更好，那么它会怎样影响你处理不良事件的方式呢？

来访者：我就能处理得更好。这在理论上说得通，但是……

咨询师：我们很快就会付诸实践了。

任务 12　引导出具体的情绪 / 行为目标和功能良好的信念

简介

来访者现在会认为，如果要改变

自己的不良感受和行为，促进自己解决或克服不良问题（A），那么最有效的方式就是改变自己的信念B（主要包括其推论和评估），尽管对于自己是否能够做到这一点，他仍然心存质疑。然而，在试图改变B（这是下一个阶段——认知行为咨询的中间阶段的重点）之前，他需要做两件事。首先，他需要明确自己想要改变的具体情绪/行为目标——他希望有何感受和行动，而不是深感困扰并作出自我挫败的行为？第二，他需要发现并确定更可能实现其情绪/行为目标的、替代性的、功能良好的、现实的信念。在准备阶段他已经笼统地对问题进行了以上两个任务。现在他需要将特定问题的具体细节明确下来。

评估步骤6. 明确具体的情绪/行为目标——C

咨询师要求来访者针对问题的具体事例，明确自己的情绪/行为目标。有时候来访者会提出，希望自己的感受是中性的或平静的，而这在准备指南中已经有所涉及，但是在那个阶段却并没有进行解决。希望感受是中性或平静的这一目标是恰当的，例如不良事件并不真实存在时，如在恐慌症或健康焦虑中，个体进行体检后发现，焦虑或抑郁并没有现实的基础。在认知行为疗法中，来访者经常提到的另一种目标是降低困扰感受，如以"轻度焦虑"或"轻度抑郁"取代"严重焦虑"或"严重抑郁"。如果逆境是真实存在的，而非由于其功能失调的信念系统而想象出的、夸大了的，那么该目标就是恰当的。

然而，大多数情况下我们更喜欢另一种方式，第1章中对此进行了

开始阶段II——我们的目标是
什么？新思维、感受和行为目标

概要介绍。咨询师明确区分了不健康的负面情绪（如伴随着回避的焦虑），以及与其存在本质不同的"健康的"负面情绪，如"健康担忧"。在健康担忧中隐含着个体竭尽所能去面对和解决不良事件的一种倾向，而"不健康的"焦虑中则隐含着回避或逃离逆境的一种倾向。如果咨询师认为可能存在真正的逆境，那么就会建议一种健康的负面情绪，而它在本质上不同于令人困扰的负面情绪，如焦虑或抑郁。

如果来访者首先还是选择了实践目标，希望在不首先改变情绪/行为结果的情况下改变不良事件（A），那么咨询师会提醒来访者为什么要首先明确情绪/行为目标，理由在任务5中已经解释过了。她会再次进行解释，或者引导来访者解释，他所讲述的情绪/行为问题不仅令其深感困扰，而且还会干扰其应对逆境的能力，并且可能使情况变得更糟。特别是，来访者自我保护的、安全寻求的行为会以一种消极的方式影响不良事件，例如来访者可能在社交场合中沉默不语，以避免自己看上去"愚蠢"，而这样会无意中使他人对其形成消极印象。然后咨询师会去探寻另一种更有帮助的情绪和行为，以及这种情绪和行为是否可以作为追求的目标。当来访者努力构建另一种情绪和行为时，咨询师可以尝试着给出建议。德莱顿（Dryden，2009）提出了许多建议。

来访者完成评估步骤6

来访者要在"改变选项，C：情绪/行为目标"下面的评估与目标规划工作表（附录2）上写下自己具体的情绪/行为目标。

指导来访者寻找其他功能良好的信念和意象

为了使来访者完成其选择的情绪／行为目标（选择已经在步骤6中完成），咨询师要询问来访者现在需要做些什么。咨询师所希望听到的，并且如果必要则需引导来访者给出的回答是：需要用其他功能良好的信念和意象来替代那些困扰自己的信念和意象（已经在步骤4和步骤5中完成）。因此她提议，他们共同提出其他功能良好的信念和意象，而如果他接受了这些信念和意象，那么他就会达到其情绪／行为目标。

咨询师可以提出的选项有三个，即帮助来访者改变其偏差推论（B^1），帮助来访者改变极端而严格的评估（B^2），以及帮助来访者改变头脑中不良事件（A）的实际意象。对于这些功能失调的信念，取而代之的是更准确的、偏差更少的推论，功能良好的、理性的评估，以及更现实的、更积极的意象。这三个选项仅仅是选项，咨询师会根据问题的类型和来访者的需要，决定是否要使用一个、两个或全部三个选项。咨询师如何作出判断是中间阶段的关键。她在中间阶段也将帮助来访者削弱其功能失调的信念，并增强其替代性的、功能良好的信念，但是在现阶段，只要求来访者确定替代选择。

来访者要想发现功能良好的替代信念并非易事，因此，为了帮助来访者做到这一点，咨询师要求来访者将自身置于健康的情绪状态，而这正是他期望完成的目标，如感到担忧而非焦虑。这样做的方法是想象自己在一段时间里的确有此感受。如果这对来访者而言有些难，那么他可以事先做些系统的肌肉放松练习、正念呼吸或其他准备练习，例如吉尔伯特（Cilbert, 2009）所描述的那样，然后试着去"感觉"自己进入并正体验着健康的情绪。这样，在咨询师的帮助下，他会更容易想到有益的替代信念和意象。来访者也许并不大相信这些替代选择的有效性，咨询师要接受这一事实，然而她要向来访者解释，在该评估阶段，他心存质疑是意料之中的事情，而该质疑正是下一阶段要重点解决的问题。

评估步骤 7. 寻找对 B¹ 的一种替代无偏差推论

咨询师要求来访者设想自己正处于健康的情绪状态，**并且**在心里想着不良事件（A），然后请来访者说出一个或多个对不良事件的替代推论，它们可以一种积极的方式与偏差推论（B¹）相抗衡。随后，在评估与目标规划工作表上的"B¹替代性无偏差推论"一栏中，来访者将这些写下来（评估步骤7，附录2）。

由于偏差的过滤作用，一些来访者不可避免地难以确定更现实的、无偏差的推论，因此，他们需要咨询师的指导。一种方法是鼓励来访者尝试走出自己"内置"的偏差视角，并想象另一个人的视角，它也许是某个朋友、某个普通人或者角色榜样作出的推论。咨询师本人有时也可以成为"他人"。

通常来访者在某种程度上大大地或不切实际地夸大了负面事件，甚至制造了一个实际上并不存在的负面事件。在很大程度上，这是由于我们在任务 10 中已经概述过的一个或多个偏差，而在这种情况下，咨询师使用的方法是使来访者注意到自己在评估步骤 4

中所明确的偏差，并让他们选择一个没有偏差的推论，如偏差的**对立面**。例如：

- 在全或无的偏差推论下，脸红恐惧症患者可能会认为"每个人都将会注意到"，然而根据无偏差推论，则可能是"有些人或没有人会注意到"，所要强调的是"**每个人**"与"**有些人或没有人**"相对，"**将会**"与"**可能**"相对。

- 同样，对于在理解他人意图时存在偏差的焦虑的来访者，朋友过马路可能会让他认为"过马路意味着她不喜欢我"，然而一种替代性无偏差推论是"也许她没有看到我，或者可能有其他原因"，或者她过马路回避他，这并非因为她不喜欢他，而是因为"她没有化妆"。较之其他无偏差推论接受各种可能的理由，这里的偏差是一个消极的武断推论，它带有"……她不喜欢我"的心理过滤。

有时候存在真正的逆境，而该逆境中的偏差不在于来访者对逆境进行了如此夸大，而在于如果某事件的确发生了，那么他错误地将其归因于一种无法轻易改变的原因。这时咨询师的任务是帮助来访者思考另一种推论，这种推论把原因归结于他能使其变得更好的某事件。例如，假设来访者的推论是真的，即朋友过马路是为了回避他。也许这位朋友回避来访者是因为来访者本人以前很不友好。如果来访者自身的安全行为"污染"了社会环境，并在使问题持续下去的恶性循环中制造了更不利的情境，那么通常就会这样。正如任务 10 中所示，咨询师要帮助来访者去发现，通过防御性地保持沉默，患社交焦虑的来访者在无意中会显得冷漠和毫

开始阶段 II ——我们的目标是
什么？新思维、感受和行为目标

不关心，因此其结果就是遭到拒绝。这样做会改变归因，将被视为无法改变的事件，如"我不讨人喜欢／我不可爱"，转变到可以改变的事件，即来访者的社交行为。

咨询师在开始阶段的评估中，而非中间阶段的干预中，指导来访者确定无偏差的替代选择，这样做的好处是虽然它促进了认知改变，但是咨询师却不用过于明显地试图让来访者获得改变，因为如果咨询师这样做，那么有时候会使来访者产生排斥。来访者可能会感到："哦，是的，我没想到这个"。然而，我们并不建议一定要让来访者明确替代选择，尤其是面对恐慌症患者时，从策略上讲最好不要这样，其目的是为了使有偏差的灾难性推论所激发的测试，如换气过度激发测试，能够发挥最大的作用（参见中间阶段，任务3），而它是替代选择所导致的结果。

评估步骤 8. 寻找替代性的、现实的评估

咨询师要求来访者设想自己正处于健康的情绪状态，并且心里想着不良事件（A）和负面推论（B^1），然后要求来访者至少说出两个、最好说出全部4个替代性的、现实的评估，这4个评估可以一种积极的方式与评估步骤5中已经确定的4个极端评估相抗衡。然后，来访者将这些替代选择写在同一个评估与目标规划工作表的以下栏目里："4种替代选择"标题下的"B^2 现实评估"（评估步骤8，附录2）。这些标题下都留有空白，以方便来访者简要描述每种现实评估（喜好的、并非糟透的、高不适容忍的、自我／他人／生命接纳的）。

咨询师要相当清晰明了地解释这 4 种现实的、有益的替代选择，即"喜好的"替代了对生活的苛求法则，而"并非糟透的""高不适容忍的""自我／他人／生命接纳的"替代了苛求法则所产生的 3 种极端评估，在任务 10 的评估步骤 5 中对此进行了描述。指导可以采取以下形式：

- 喜好的。替代了生活苛求法则的是一种非常**喜好的**、非苛求的生活法则（Dryden & Neenan，2004）。因此，对于来访者的苛求法则，如自己所面临的负面事件绝对不能发生，取而代之的是，他非常希望负面事件不要发生，但是并不苛求自己**非常**希望的事情一定发生。例如，对于来访者谈及的遭到朋友拒绝的负面事件：我真的讨厌遭到拒绝，但是并不苛求自己从不会遭到拒绝。

- 并非糟透的。由于极端信念是苛求法则的结果，因此，喜好法则会产生相对的、非极端的信念。所以**负面事件是不好的**，但绝非完全不好：她拒绝了我，这很糟糕，但并不是糟透了的。

- 高不适容忍的。同样，**负面事件令人难以忍受**，但绝非无法忍受：这真的令人难以忍受／应对，但我能够忍受／应对它。

- 自我／他人／生命接纳的。最后，**负面事件可能显示了我们的不足之处**，但我们绝非完全糟糕或毫无价值的：尽管遭到拒绝（和其他失败与逆境），**我无条件地接纳比较笨拙的自己**。同样，我无条件地接纳作为一个人的他人，尽管其行为不端。

评估步骤 9. 请来访者对不良事件（A）想象出一种替代选择

当来访者处于健康的情绪状态时，咨询师要求其试着去想象，对记忆中的现实的不良事件（A）提出一种更为积极的替代选择，而如果来访者在与其行动目标一致的情境下行动，那么这就是可能的。换而言之，来访者通过想象一个更积极的结果，试着去改变记忆中不良事件的意象，这样，当下"重构"的意象为其最初描述提供了一种替代选择（评估指南中的步骤3）。这种描述可以是对事件A，也可以是对事件A的结果一种积极的、中性的或温和的厌恶。选定了一个重构意象后，来访者将该描述写在评估与目标规划工作表中标题为A的栏目下面，A即重构不良事件（评估步骤9，附录2）。

咨询师和来访者回顾评估步骤6、7、8或9

咨询师和来访者将工作表放在面前，对已完成的评估与目标规划阶段进行回顾，将ABC目标与问题情绪/行为、对事件的偏差性推论、极端评估和记忆进行比较，其中ABC目标包括健康的情绪行为目标（步骤6）、替代推论（步骤7）、替代评估（步骤8），以及替代意象（步骤9）。咨询师利用这个机会，不给来访者任何指导，让他有时间去反思自己在评估与目标规划上的发现具有什么意义，并且自己去探索想作出哪种选择，以便为治疗性改变的中间阶段作准备。

至于在治疗性改变过程中是使用一种、两种或者全部三种替代选择，咨询师最终会在中间阶段作出决定。然而，为了使咨询师能够最大限度地选择治疗策略，我们建议，咨询师在这一评估阶段将所有三种替代选择都引导、记录下来并进行反思。

指导来访者捕捉替代 B

如果来访者在该任务之前一直在写 ABC 日记，那么咨询师需要回顾和处理遇到的困难。然后，咨询师建议来访者下周重复同样的任务，但这次要求他不仅填写 ABC 日记的上半部分，即与先前一样完成 ABC 评估，并且现在还要填写日记的下半部分，即 ABC 目标，而这正是本章的重点。在附录 3 的评估与目标规划指南中，描述了 ABC 日记的填写步骤。

为认知行为改变作准备

咨询师和来访者已经完成了评估、界定和目标设定——认知行为咨询的开始阶段。咨询师需要确定来访者是否已经获得了两个重要洞见，它们为下一步打下了基础，而下一步就是认知行为咨询的中间阶段，也就是认知行为改变。首先，咨询师再次检查来访者是否明白并同意，自己之所以会对不良事件产生情绪困扰和自我挫败的行为反应，主要原因就在于功能失调的认知。其次，他已经找到了一种替代认知，它可以引起健康的负面情绪和功能良好的行为结果。例如，她询问来访者，什么会导致健康的情绪和行为结果。她希望得到的回答是，主要是因为替代认知而非不良事件本身。在最初进入中间阶段时，她会从其他角度再次提出这个问题。

咨询师还需要检查的是，来访者是否希望继续进行下一个阶段，并且其本人是否愿意投入到认知行为改变的工作中去。

行动总结　　　　　　　1. 咨询师要求来访者确定一个自

己喜好的、健康的情绪和功能良

好的行为，以替代当前所面临的问题（C），即不健康的情绪和功

能失调行为。这一具体情绪/行为目标针对的是来访者需优先解决

问题的具体事例。咨询师引导来访者选择一种在多数情况下都健

康的**负面**情绪，而非一种完全中立甚至正面的情绪。

2. 咨询师引出一种或多种无偏差推论，以替代其偏差推论（B^1）。

当来访者处于健康的情绪状态，并且当不良事件（A）出现在头脑

中时，她建议来访者构建一种或多种对于（A）的替代推论，这些

替代推论能够与其已有的推论相抗衡，并且没有其已有推论（B^1）

中的特定偏差。

3. 咨询师至少引导出两种非极端的、理性的选择，以替代其极端

评估（B^2）。当来访者处于健康的情绪状态，并且当不良事件（A）

与负面推论（B^1）出现在头脑中时，她建议来访者构建出对于其极

端评估（B^2）的替代评估，这些替代评估能够与其已有的极端评估

相抗衡，并且没有其已有评估中的特定偏差。咨询师对这些现实

的、有益的替代选择提供相当具体的指导（参见简介和案例）。

4. 咨询师要求来访者设想自己正处于健康的情绪状态，然后试着

去想象一种更积极的可能选择，以替代记忆中的不良事件（A）。

如果来访者的行为符合行为目标，并且依据其替代信念来看待它，

那么这就有可能。

5. 来访者在评估与目标规划工作表（附录2）上写下替代推论（步

骤 7）、替代评估（步骤 8）以及替代意象（步骤 9）。

6. 如果来访者已经完成了作为家庭作业的 ABC 日记，那么对日记进行回顾，并要求来访者重做一遍家庭作业，但是这次要将 ABC 目标添加到日记中。

案例

咨询师：（寻找来访者的情绪和行为目标）我们马上就开始步入实践了！不过首先，针对你在具体问题上的目标以及你对实现它们的替代信念，我们需要达成一致，并把它们写在工作表上。所以，面对作报告这种具体情况，除了感到恐慌和行为功能失调，你希望自己有什么样的感受和行动呢？

来访者：我同样希望自己是健康的担忧。（写在工作表上，评估步骤 6。）

咨询师：这个选择不错。你为什么要选择它呢？

来访者：这意味着我会对变糟的事情比较警觉，但还是会面对它。

咨询师：我同意。那么行为呢？

来访者：嗯，我的目标是作一次真正好的报告，没有发抖，没有任何恐慌的行为表现。

咨询师：这很棒，但正像你说的，健康的担忧意味着即使事情变得糟糕，也要面对。

来访者：是的，我明白，所以我希望即使自己在发抖、脸通红，但还是能够应对。（写在工作表上，评估步骤6。）不过这样很难！

咨询师：要做到这样，你需要改变什么呢？

来访者：我的信念。（指着工作表，这显然表明了 B—C 联系。）

咨询师：（寻找替代信念）没错，因为将你的扭曲信念改变成非扭曲的信念后，你就可以改变自己的感受和行为了。对于改变，你有三种选择——你的推论、评估，甚至还有基于你对事件的记忆而产生的意象，因为我们都赞同，你可能扭曲了推论、评估、意象中的任何一种或者所有这三种，而这种扭曲让你感到焦虑。因此，我们需要找到完全没有被扭曲的替代选择。所以那是下一个任务。如果你尝试将自己置身于担忧的感觉之中，你就会发现思考这些替代选择会变得更容易，所以，先这样试试。也许你可以回忆起某一时刻，自己感觉到的是担忧而不是惊慌失措，或者想想某个人，他有点像你的角色榜样，他就是以这种心态来看待问题的。

来访者：（沉默片刻后）好吧，我想我已经明白了。

咨询师：很好。那么，保持这种状态，我们应该从哪里开始呢？

来访者：推论。

咨询师：好的，你已经在这里写下了两个"可能偏差推论"。试着想想这两个推论的两种替代选择。例如，这些全或无偏差导致你夸大了自己的症状，如果没有了这些偏差，你会有什么推论呢？

来访者：你的意思是，我不应该按照"全或无"的方式思考，而是应该把它们放在中间的某个地方，这样也许就不会那么糟糕或明显了？（琼对此表示赞同，布莱恩写下了"如果我的症状没有那么糟糕或明显，人们就不会那么注意"，评估步骤7，但是对于其确信度，他仅仅评定为3/10。）

咨询师：那么关于夸大和心理过滤呢？它们让你觉得"他们都认为我是个傻瓜"。如果这些偏见没有了，你会怎么想呢？

来访者：呃，我不知道他们会怎么想；我的症状也许不会那么明显，所以，这个怎么样："情况会有所改变，有些人认为我是个傻瓜，有些人不这样想，还有些人甚至根本没有注意到"。

咨询师：甚至有些人可能会同情你的焦虑，而不是指责你，尤其是如果他们也曾有过类似的经历。（布莱恩停顿，"人们的反应会有所不同，有些是负面的，有些是中性的，还有些甚至是积极的。"）

咨询师：所以，这会导致一种良性循环，难道不是吗？——健康的担忧有助于你引导出这样的无偏差推

开始阶段Ⅱ——我们的目标是
什么？新思维、感受和行为目标

论，无偏差推论又有助于你产生健康的担忧和健康的行为。你认为它会导致这种良性循环吗？

来访者：它会使我作报告变得更容易，更多地看观众，等等。

咨询师：这会影响观众的反应吗？

来访者：他们对我的反应会更好。

咨询师：我们来总结一下，改变B，从问题C改变为目标C，这样改变A这一实际目标就会变得更容易。但是到目前为止，我们只确定了B的一种类型，即推论（B^1）。让我们看看对B的另一种替代选择，即评估（B^2），你已经将它们写在了这里。你有什么看法吗？

来访者：我说过这糟透了，令我无法忍受。这都过于极端了，所以实际上我应该说这很糟糕，这样就不极端了。而且我能够忍受，但是事实并非如此！

咨询师：把它改成"这令人很难忍受"，怎么样？

来访者：好的，这样比较现实，并且也不极端。我还说过，我的确是个傻瓜。所以，我不完全是个傻瓜。

咨询师：改成"我比较笨拙，表现得像个傻瓜（或表现得很焦虑）"，怎么样？

来访者：这我可以接受。

咨询师：如果你同样也放弃自己的苛求，仅仅坚持自己下面这些强烈的愿望，你想到这些替代选择就会容易得多：我不想让他们觉得我很蠢，**但是**……如果他们这么想，那就太糟了、令人难以忍受，我比较笨拙……

来访者：好的，所以"我真的真的不想这样，但是……"（将替代选择 B^2 写在工作表上，评估步骤 8。）

咨询师：很好，这样评估就完成了。在继续进行治疗之前，还有最后一个问题——你的问题主要是什么导致的呢？是什么让你感到焦虑呢？是你面临的逆境还是你对它们的信念呢？

来访者：哦，别担心，我已经明白了——主要是我的信念！

通过 ABC 日记，琼回顾了布莱恩的思维监控家庭作业，并建议他在下周重复这项家庭作业，但是依据步骤，任务中增加了 ABC 目标。结束此次会面之前，琼在并未提供指导的情况下，请布莱恩回顾了评估与目标规划阶段，并请他反思了该回顾对于克服自己的问题的意义。

开始阶段 II ——我们的目标是什么？新思维、感受和行为目标

第 7 章

中间阶段 I ——变得现实：挑战和改变推论

认知行为咨询的中间阶段目的在于帮助来访者改变那些造成其困扰情绪和自我挫败行为模式的信念和意象。中间阶段标志着从评估和界定问题、设定目标和替代信念转向实际工作，这些实际工作将导致信念发生改变，而这是治疗成功所必需的。

我们在中间阶段提出了信念改变的三种选项。第一种选项需要改变推论，第二种选项需要改变评估，第三种选项需要改变意象。咨询师和来访者可以依据下文概述的因素，选择其中任何一种或所有这些选项，但是为了给读者提供指导，我们会描述所有这三种选项。然而，在确定改变任务的选项之前，首先要进行一个颇为重要的检查——来访者是否已经"领悟"并且真正理解了信念在产生困扰情绪和行为以及恶性循环（即B—C联系）中，所起到的中介作用。如果咨询师认为来访者已经理解了，那么就可以跳过这个任务，直接进入任务14。

选择一种信念改变选项

简介　　　　　　　　　　检查了来访者对 B—C 联系的认

识（如果必要的话）之后，咨询

师和来访者要在这三种选项中作出一种选择，是应该选择选项 1，

即关注于来访者的偏差推论（B^1），还是应该选择选项 2，即关注

于来访者的极端评估（B^2），或者是应该选择选项 3，即关注于来

访者对其记忆中歪曲的不良事件本身的感知。咨询师和来访者如

何在这三种选项之间作出选择呢？我们随后将在各个任务的简单

介绍中提供指导，但总体而言，我们的建议如下：

- 在以下情况中选择推论水平的选项：如果这一推论是相当分散
的、具体的、明显错误的，并且可以相对有力地证明该推论毫无
根据，例如在恐慌症和一些并不复杂的恐惧症中。此时只选择这
一个选项就足够了，没必要进行下一步工作。经验更为丰富的咨
询师会把这一选项应用于更复杂的情况中，并将其与其他干预结
合起来使用，包括评估、图式和意象。在描述该选项时，我们主
要引用了已形成的认知疗法与认知行为疗法的原则和实践。

中间阶段 I——变得现
实：挑战和改变推论

• 在以下情况中选择评估水平的选项：如果来访者是"低自尊的"，并且导致了相应的社会情绪，如羞愧和内疚，来访者还感受到了难以承受的痛苦，其推论并非明显错误的，甚至看上去是正确的。这种情况包括抑郁和广泛性焦虑障碍。在描述该选项时，我们主要引用了理性情绪行为疗法。

• 在以下情况中选择意象水平的选项：如果意象是生动的、创伤性的，但它极有可能对不良事件进行了歪曲。最明显的例子是创伤后应激障碍，但创伤意象也会出现在社会焦虑、广场恐惧症、进食障碍以及抑郁等其他问题中（Stopa，2009）。在描述该选项时，我们引用了意象重构研究和实践中的最新进展。

有时候，依据来访者的喜好和问题的复杂性，咨询师需要运用两种或所有这三种方法。咨询师的取向和喜好也存在差异。例如，认知疗法的咨询师传统上会首先采用推论水平的选项，只有当来访者没有作出回应时，他们才会调查更深层的自尊和核心信念问题，并转向评估水平的选项。另一方面，理性情绪行为疗法的咨询师则更喜欢使用评估水平的干预，随后在大多数情况下，再进行推论水平的干预，这样做是基于评估水平的改变会促进推论水平的改变，并且降低复发的可能性。我们的建议是，如果咨询师和来访者同意使用评估水平的选项，无论是单独使用它或将其与另外的一种或两种选项结合使用，那么都应该首先选择这一选项，在接下来的任务3中我们会解释这样做的原因。

中间阶段的章节结构

依照第一阶段的模式，我们也将这个阶段划分为咨询师任务和来访者步骤。与第一阶段一样，任务包括一个简介、一个行动总结和一个案例。本章（第 7 章）包括任务 13，即检查来访者对 B—C 联系的理解，以及任务 14，即推论改变选项。第 8 章包括任务 15，评估改变选项。第 9 章包括任务 16，即意象改变选项。第 10 章包括任务 17，即解决问题。

任务 13　检查对 B—C 联系的理解

简介　　　　　　　　　　在试图促进信念改变之前，经验丰富的咨询师会检查来访者是否已经理解并充分准备好了运用信念改变方法，是否已经"领悟"并意识到了自己的情绪和行为困扰常常主要是由功能失调的认知（即 B—C 联系）所导致的。如果咨询师在最后的检查中满意地发现，来访者已经理解了 B—C 联系，那么就可以省略这个任务；但是如果有任何疑问，那么这时就需要再次进行检查，其原因如下文所述。

经验一再表明，认知模型是相当反直觉的，尤其是对于那些极度痛苦的个体而言（Chadwick，2006）。在真实世界中的不良事件

（A）与痛苦（C）之间起到中介作用的信念（B）并非意识的焦点，正如不良事件本身也并非意识的焦点一样，信念更像概念性的眼镜，我们**透过**它来看待这些事件，而这些事件通过它变为"有色的"。就像眼镜一样，个体注意到的并非信念本身。主要基于该原因，个体常常没有意识到自己关于逆境的信念只是信念，而是将其视为真实逆境本身的一部分。因此，不良事件"灾难性的"本质"确实存在"并且的确正在发生。这些信念被觉知为事实。这种根深蒂固的直觉存在于所有类型的认知中——意象、推论和评估。

开始阶段的主要目标之一就是解决这个问题。然而，A—C直觉（A导致了C）（在开始阶段的任务4中已经讨论过）常常如此根深蒂固，以至于咨询师需要一直警惕，来访者是否真正认识和接受了B—C联系（B导致了C，基于A），否则对来访者而言，追求改变的选项就会毫无意义，并且也只能产生微乎其微的积极影响，甚至可能导致问题恶化。

即使来访者已经确定了其推论和评估（评估步骤4和5），但是对于这些只是信念而非事实的看法，他可能仍然心存质疑，却没有将这些疑虑告知咨询师。他也许会认为，理论上讲，信念调节着负面事件（A）和情绪困扰（C），但**具体到自己身上**，这些就是事实，而他相信这一点是因为它们"感觉"像事实。如果这时还伴随着身体上的一种强烈情绪体验，如焦虑，那么这就尤为明显。这是因为来访者常常会持有一种元认知信念（一种关于信念的信念），如"如果**感觉**它像真的，那么它就是真的"。这是情绪推理偏差的形式之一。

所以，咨询师会检查来访者是否持有与特定推理有关的一种元认知信念："因为感觉如此真实，所以就使它似乎成真了吗？"如果来访者同意自己是出于直觉而相信这一点，那么这时咨询师就可以介绍第一种信念的经验主义挑战，这样的挑战有很多。在挑战推论的下一个任务中，说明了咨询师通常如何帮助来访者去这样做。如果成功地挑战了元认知，如"如果感觉它像真的，那么它就是真的"，那么来访者就会更易于接受自己的推论的确只是信念而非事实，然后就能够对推论本身的有效性进行挑战。一旦来访者接受其信念确实起到了调节作用，咨询师就会提醒来访者用"我认为……"作为句子的开头来强化它们，例如，"她拒绝了我"变成"我认为她拒绝了我"。在强化了它只是一种想法后，他就要继续挑战它，正如接下来的两个任务中所描述的那样。

行动总结

1. 咨询师再次检查来访者是否理解并接受了 B—C 联系。

2. 即使来访者说自己理解并接受了 B—C 联系，咨询师还是需检查他是否仍然凭直觉而"感觉"这是真的，如果的确如此，那么就要帮助他意识到，这同样也是一种关于信念的元信念，而自己可以挑战这种元信念。

案例

来访者：我理解并接受了 B—C 联系，但是，我觉得威胁是真实的，而不仅仅是一种信念，并对此感到焦虑，我的身体几乎仍然有这种感觉。

咨询师：你感觉到了自己身体里的生理唤醒，并且它似乎在说"危险"，是吗？

来访者：没错。

咨询师：可能你持有一种信念，或者说实际上是一种关于信念的信念，即如果身体上感觉威胁是真实的，或者更确切地说生理上感觉是真实的，那么它就是真实的，但这是另一种信念，或者说是一种元信念，你也能够挑战它，还有其他信念。因此，如果你同意，我建议我们就围绕这个展开工作，因为我们现在打算要解决的问题就是改变信念。

任务 14　推论改变选项

简介　　　　　　　　　　　**何时选择推论改变选项**

选择推论改变选项的一个重要标准是，咨询师从 ABC 评估中得知，有证据充分表明，来访者对逆境类型和程度的推论要么是完全不真实的，要么是极其夸大了的、不可能的，而替代性的、较为良性的，以及无偏差的推论要么显然是真实的，要么是非常可能的。例如，患恐慌症的来访者持有灾难性的推论，认为自己过高的脉搏意味着患有心脏病，并且将死于心脏病发作，尽管他已经接受过彻底检查，发现身体很健康。如果成功的话，一个推论水平的挑战将证明替代推论，即其过高的脉搏是无害的。其他这类问题还包括健康焦虑、恐惧症、担忧灾难性结果未被发现的强迫症，以及社交恐惧症的某些方面。

对改变推论的重要性进行探索

通过手头已经完成了的评估与目标规划工作表，咨询师和来访者回顾了呈现的第一个问题（或者一个替代性的、急需优先考虑的、已进行过评估的新问题）的 ABC 评估，并决定将一个偏差推论（B^1）作为改变的第一步所要完成的目标。咨询师询问来访者对 AB^1C 问题和目标界定的理解。根据来访者的回答，咨询师需要明确以下方面：

- 在一定程度上，其情绪和行为问题（C）是其非常负面的偏差推论（B^1）的产物
- 替代性无偏差推论显然会促进来访者完成情绪和行为目标
- 因此来访者需要将负面推论转变为替代推论，但是
- 来访者非常确信自己的负面推论而非常不确信替代推论，并且
- 需要反转过来，即非常不确信前者而非常确信后者。

因此，咨询师试图使来访者同意，他们所面对的任务是找到一种方法，让其能够反转两种推论的确信水平，如果他希望为了实现目标而放弃负面推论并采用替代推论，那么就必须这样。（咨询师同样也分享了自己的确信水平，它真正反转了来访者的确信水平，

即对负面推论的低确信和对替代推论的高确信。）

咨询师开始通过以下问题来完成任务，即帮助来访者改变其确信：

"是什么让你这么确信自己的推论，而这么不确信替代推论呢？"

回答通常有两种，即来访者认为：

● 首先，自己的推论是正确的，它具有令人信服的证据，而替代推论则没有，并且尽管它令人痛苦，但接受它是现实的，而改变它则不现实。

● 其次，较之替代推论，自己的推论在某些方面更有帮助或更具有保护性，因此继续维持它是实用的。

咨询师建议，依照以下顺序解决这两个问题，首先是证据问题，其次是实用问题。关于证据问题，咨询师解释说，有两种方法可以从实证的角度检验这两种推论是否真实。第一种方法是对支持和反对两种推论的证据进行权衡，第二种方法是对证据进行检验，将这些能够进行检测的推论（如预测）放入行为实验中进行检验。

权衡证据

在这项任务中，咨询师向来访者展示对于选择的偏差推论（B^1）和替代推论的各自支持证据，如何对它们进行权衡和比较，这样做的目的在于削弱前者并加强后者。针对这项任务，我们在附录3中为来访者提供了附有步骤指导的推论改变工作表，并在下文中为咨询师提供了行动总结。推论改变工作表包括了评估与目标规划工作表中的栏目，但是增加了三个新栏目——一个栏目是来访者偏差推论（B^1）的支持证据，一个栏目是替代推论的支持证据，还有一个栏目是描述一个行为实验的结果，而该行为实验对二者进行了检验。来访者将第一个工作表的回答信息写到第二个工作表中（来访者步骤1）。

推论改变步骤2和步骤3

咨询师要求来访者列出自己所能想到的支持其推论和替代推论的所有证据，并将它们写到推论改变工作表上（来访者步骤2和3）。由于普遍存在确信偏差，即人们通常寻找证据来证实自己的信念，却很少寻找反驳的证据，因此较之替代推论，来访者更容易找到证据来支持自己相信的推论。所以，在完成这方面的任务时，来访者可能需要帮助。先前在评估步骤7中，有助于确定替代推论的那些方法，现在也能用于发现支持这些替代推论的证据。因此，一种方法就是从他人的视角来寻找证据，也许是朋友或者"普通人"的视角，而此时咨询师本人就可以是这样的他人，并给出自己的证据来支持无偏差推论。先前我们建议的另一种方法是寻找相反的证据，或者是与偏差推论相悖的证据，这通常不难，因为在咨询师看来，偏差推论显然是不对的。

推论改变步骤4

一旦来访者在推论改变工作表上写下了两种推论的证据，咨询师会请来访者检查这些证据是否真的可信，因为来访者可能会落入很多陷阱中，这些陷阱使他们在毫无证据的情况下误认为自己证据确凿。这种温和的质疑同样也有助于来访者发现替代推论。

来访者可能落入的陷阱之一是，有些证据构成了其偏差推论（B[1]）

的前提，而他却再次提出这些证据，似乎结论为真是不证自明的，例如：

- 偏差推论（B^1）："感到头晕目眩和头重脚轻意味着我有心脏病。"
- 问题："有什么证据支持了你感到头晕就意味着有心脏病？"
- 回答："感到头晕目眩和头重脚轻的症状。"

这里的问题是："但是，支持这个结论的证据是什么呢？感到头晕，诸如此类，可能意味着很多。"这个能够为替代推论开辟道路，即症状的原因在于过度呼吸，如我们所出的例子所示。

同样，来访者可能会提出偏差更大的推论，以作为"事实的"证据，来支持其主要的偏差推论（B^1）。所以，例如：

- 偏差推论："约翰过马路意味着他不喜欢我。"
- 支持推论的证据："约翰显然是通过过马路来回避我。"

这里的来访者不合理地但又无意识地使用了另一个推论"约翰显然是在回避我"，似乎这是一个事实，支持了其推论"他不喜欢我"。问题是："但是有什么证据支持了约翰过马路意味着他在回避你呢？他过马路可能有很多原因。"同样，这也能够为替代推论开辟道路。

如果来访者的推论的确是对的，例如约翰的确是在回避来访者，那么接下来就要请来访者质疑其推断出的结论，即这意味着约翰不喜欢自己，因为约翰回避来访者的原因可能有很多，所以，这又一次为探索替代推论开辟了道路。

咨询师提醒来访者注意事实和推论之间的区别，只有事实才能用作推论的证据，本身需要证明的进一步推论不能作为证据。咨询师还可以再次使用推论链技术，它清晰地展示了仅有的一点有力证据如何使一种推论导致了另一种推论。

咨询师建议，如果对某证据进行评估后，二人都同意它并不成立，那么来访者就应该把它划掉（来访者步骤 4），因为它再也无法支持其推论。

推论改变步骤 5

来访者审查了证据的真实性后，咨询师要求他对这两种推论的证据进行权衡，决定哪种推论获得的支持最多，并且要求他评定两种推论的确信水平（来访者步骤 5）。此时，咨询师希望来访者发生转变，变得更加确信无偏差推论。

检验证据

尽管仔细地对偏差推论和替代推论进行了权衡和比较，来访者也许仍然是半信半疑的。虽然其大脑承认了支持替代推论的证据更多，但是其内心却并不愿承认。这是理性与情绪感受之间的对抗，我们对此并不陌生。在这种情况下，咨询师向来访者介绍了通过行为实验来检验证据的方法。在该方法中，来访者同意将其推论放入真实世界的假设检验实验中，看它是真是假。

我们最推荐的实验类型之一是假设 A 对假设 B，在我们的举例中，就是使用的可能偏差推论（B^1）对替代推论。另一种类型只检验假设 A。因此，咨询师提议选择其中一种类型，并设计一个行为实验，第一种实验类型的目的是使来访者确信替代推论并不确信偏差推论，因为这是来访者的目标。

为了行为实验能够有效地明确地显示推论（假设）是真或假，是确信的还是不确信的。大多数的常识推论会不断地被检测、修改或放弃，因为支持和反对它们的证据在日常生活的非正式"实验"中被发现，但是导致问题出现的偏差推论却往往会持续很长一段时间，尽管由于恶性循环效应，通常并没有证据来支持这些推论（参见评估任务11）。

例如，频繁出现头晕等症状的恐慌症来访者仍然预测说，自己很快就会心脏病发作，尽管它从未发生过。这是因为他们假定推论是正确的，并且以安全寻求的方式采取相应的行动，如坐着、躺着或抱着什么东西，然后就会想"刚才好险"，而这似乎是令其确信的证据。他们从未发现其实什么都没发生，所以也就从未驳斥过自己的推论，因此，他们继续相信自己的推论并采取逃避行为。所以，设计行为实验的目的就是确认替代推论，并驳斥偏差推论。改变指南选项（附录3）中的案例1（约翰）包括了问题的说明和一个典型的实验。

推论改变步骤6

在设计假设 A 对假设 B 这类行为实验时，咨询师和来访者需要做 3 件事：

• 首先，找出作为对照假设的主要推论和替代推论（专业的说法是一个假设和一个零假设），它们能够通过一个特定的干预分别进行确认和驳斥。主要推论预测了干预之后的结果；替代推论则预测了相反的结果。

• 其次，决定进行一个特定的行为实验。主要推论预测，如果采用旨在阻止结果的"安全行为"，那么一个坏的结果将不会发生，如果不采用该行为，那么一个坏的结果将会发生。替代性的"零"假设则给出了相反的预测，即如果采用安全行为，那么一个坏的或者不那么有利的结果将更有可能发生，如果不采用安全行为，那么它就不太可能发生。

• 再次，进行两次测试，在第一次测试中来访者同意采用其安全寻求行为，在第二次测试中则不采用它。第一次测试使其避免遭遇"坏的"结果；第二次测试则使其遭受"坏的"结果。

只运用了假设 A 的实验仅仅测试了主要假设。如果不采用安全行为或采用"激发测试"，那么来访者就会预测坏的结果。如果运用任意一种方式进行测试后，却并未导致坏的结果，那么假设就遭到了驳斥。

在社交恐惧症中，有一个假设 A 对假设 B 实验的典型例子（Clark & Wells，1995），我们在案例中也使用了这种测试。在给咨询师和同事们进行模拟报告时，来访者第一次报告时使用了其常用的安全行为，第二次则没有使用。令他惊讶的是，第二次报告比第一次报告获得的反应明显更好。

另一个经典实验通常运用于恐慌症中，在该实验中，来访者并非小心翼翼地避免任何可能引发头晕的行为，而是刻意地过度呼吸5 分钟，以引发头晕——称为"换气过度激发测试"（参见案例 1，

中间阶段 I——变得现实：挑战和改变推论

附录3）。这一测试虽然证实了替代假设（"头晕是由于过度换气导致的"），但却更有力地驳斥了偏差推论（"头晕这类症状是由心脏病引发的，而故意激发它们将导致心脏衰竭"）。

实验测试法适用于各种不同的问题，它可以在咨询室进行（如换气过度激发测试），也可以在家庭作业中进行，来访者可以独自尝试，也可以与咨询师或与扮演咨询师角色的亲属或朋友一起进行实验。在《认知疗法的牛津行为实验指南》（Bennett—Levy et al, 2004）中，为设计和实施针对各种不同问题的行为实验提供了很棒的实践指导。

出于以下两种原因，行为实验的结果会让来访者印象深刻。一个原因是，如果行为实验成功了，那么它们实际上驳斥了偏差推论，并提供了替代推论的支持证据。第二个原因是，"与缺乏经验成分的纯粹口头的认知技巧相比，（它们）促进了更大的认知、情绪和行为改变……因此，患者就不会出现'我能明白替代推论，但我仍然觉得没有什么不同'这样的状况"（Bennett—Levy et al, 2004, p. 15）。

来访者完成推论改变步骤 6 和 7

在咨询师的帮助下，来访者设计并完成一个实验测试，以驳斥其推论并确认替代推论。他将实验和结果写在工作表上（来访者步骤6）。然后，来访者评估每一种推论的确信水平，并且再次评估自己的感受强度（来访者步骤7）。

行动总结　　　　　　　　　　1. 咨询师要确保来访者明白, 为
　　　　　　　　　　　　　　了完成自己健康的情绪和行为目
标, 他需要改变信念, 并且在这次会面中, 他们将首先处理推论,
咨询师将帮助来访者学会如何把自己原有的推论改变为健康的替
代推论。

2. 来访者将评估与目标规划工作表中的所有相关信息复制到推论
改变工作表的栏目中 (遵照推论改变选项步骤 1, 附录 3)。这包
括 A (不良事件)、B^1 (可能偏差推论) 和替代推论, 以及 C 问题
和 C 目标。

3. 咨询师要求来访者列出自己能够想到的所有证据, 以支持其 (可
能的) 偏差推论 (B^1) 和无偏差的替代推论, 并将它们写在推论改
变工作表上 (步骤 2 和 3)。

4. 来访者检查这两个列表, 并在咨询师的帮助下, 质疑证据的可
靠性。它是可信的证据吗? 它在道理上站得住脚吗? 如果证据在审
查上站不住脚, 咨询师就建议来访者将它删除——一种象征性的
删除 (步骤 4)。来访者仔细权衡这两列证据, 并思考这两种推论
中哪一个获得的支持最有力。然后, 他重新评估对每一种推论的
确信水平及其感受强度 (步骤 5)。

5. 如果来访者的确信水平没有发生显著变化, 那么咨询师就会提
议进行一个现实生活行为实验。他们共同进行实验设计, 并请来
访者进行实验, 实验可以作为会面的一部分而与咨询师共同完成,
或者在会面之间作为家庭作业, 与咨询师或担任协同治疗师的一

位亲属或朋友共同完成。实验的目的是驳斥来访者的推论（B¹）并确认替代推论。实验可能需要进行几次。来访者将实验和结果写在工作表上（步骤6）。

6. 实验之后，来访者再次评估自己对每一种推论的确信水平，并再次评估其感受强度（步骤7）。

7. 咨询师与来访者达成一致，作为家庭作业，来访者通过 ABC 日记继续进行思维监控，但在其中增加了今天的推论任务，具体做法参见上文与 ABC 日记步骤。

案例

咨询师琼一开始就根据评估工作表，检查出来访者已经清楚地认识到了以下问题：

- 其偏差信念导致了情绪问题（B¹ 导致了 C 问题）
- 替代信念导致了情绪目标（B¹ 的替代信念导致了 C 目标）
- 他需要将自己的信念从 B¹ 改变为 B¹ 的替代信念，但是
- 他对 B¹ 的确信水平高，而对 B¹ 替代信念的确信水平低，并且
- 他需要改变为对 B¹ 的确信水平低，而对 B¹ 替代信念的确信水平高

咨询师：所以你同意我们的任务就是帮助你反转自己的确信水平。那么，是什么使你这么确信自己的推论，而对替代推论却这么不确信呢？

来访者：嗯，这主要是因为它们看起来是那么正确，那么合理，并且它们以某种方式保护了我，使我对潜在的灾难做好准备。安全总比难过要好得多。

咨询师：好的，你提到了两个原因：一个原因是有证据支持它们是对的；第二个原因是它们以某种方式对你有用。（来访者表示同意。）让我们先来看看证据问题。考察它的方法有两种：一种方法是，写下我们能够想到的分别支持你的推论和替代推论的所有证据，然后权衡所有证据，看看哪种推论胜出；第二种方法是，对你的推论和替代推论进行测试，就像在行为实验中对预测进行检测一样。你认为这种方法怎么样？

来访者：嗯，好的，我可以试试。

咨询师：那么如果你同意的话，这是一份推论改变指南与工作表，和以前一样附有使用步骤。（两人一起完成了指南与工作表，来访者完成了步骤1。）

来访者：好的，指南中的步骤2是要我们通过头脑风暴，想出支持你推论 B[1] 的所有证据。我们就从你的第一个推论开始，"他们都盯着我看"，或者确切地说，从你的焦虑症状开始——颤抖、脸变得通红、心跳加速。证据是什么呢？

来访者：这太明显了。我的感觉是那么强烈，我知道它们会泄露一切秘密，并且每个人都会盯着我看——人们

中间阶段I——变得现
实：挑战和改变推论

就是这样的。

咨询师：那么支持你第二个推论的证据是什么呢？——是因为第一个推论是真的，他们都认为你是个傻瓜吗？

来访者：这也很明显；我们都知道看到一个人那么糟糕时，大家会怎么想。

咨询师：还有什么别的吗？

来访者：我能感觉到他们看穿了我。（布莱恩努力想找出其他任何证据。）

咨询师：现在，指南中的步骤 3 是找出证据来支持 B^1 的替代推论。首先，"如果我的症状没有那么糟糕，人们可能就不会注意到那么多"。

来访者：我的症状可能不像感觉到的那么糟糕和明显。

咨询师：没错，你对它们的内在体验（你觉得自己的脸在发烧）和它们的外在表现并不一样，对这种症状的**感觉**总是要比它们的实际**表现**更糟糕。并且你也没看大家，所以，你并没有证据说人们注意到了这些症状，你只是在想象他们注意到了，对吗？

来访者：我能明白，可能是我自己在脑子中构建了一幅景象，但是我并没有证据证明它是真的。（琼和布莱恩继续探寻其他支持替代推论的证据。）

咨询师：我们继续来看看步骤 4：这个证据站得住脚吗？它有效吗？所以，对于支持你第一个信念的证据，你"强烈地"感到，它会"泄露一切秘密"。

来访者：这个道理是一样的——我内心对它的感受与它外面看起来并不一样，并且我不知道它看起来是什么样的。

咨询师：我同意。所以，你对那些证据的结论是什么呢？

来访者：丢掉它！（布莱恩删掉了它。琼和布莱恩检查了所有支持 B^1 推论和替代推论的证据是否可信。）

咨询师：下面我们要进行步骤 5。所以，仔细权衡一下这两种证据，并思考这两组推论中哪一组获得的支持更多。然后，在 C 栏中再次评估你对每一种推论的确信水平，并且再次评估你的感受强度。已经发生了真正的改变吗？（琼和布莱恩系统地完成了这一过程，并且布莱恩的确信评估程度显示出了一些转变。）

咨询师：现在你已经对证据进行了权衡，你相信自己的 B^1 推论并不正确，而替代推论是正确的，是吗？

来访者：抱歉要让你失望了，我自己也感到失望，但是我真的没法确信这个。我的理性很清楚地知道你是对的，但在心里，我只能强烈地认为自己的信念是对的，我对这个没法解释。

咨询师：根本不用担心。在这个阶段，你能够有我们所说的知识的洞察力，这很重要，但是我们并不期望你会有情绪的"洞察力"。我们现在要做的，就是将这两种推论放到现实生活中进行测试，如果测试起作用了，你就会发现内心更加确信了。

来访者：好的，这真令人感到鼓舞，也很有道理。

咨询师：所以，我们需要做的就是设计一个实验，在实验中，我们让你的推论与替代推论互相竞争，看看哪一个会"赢"。坦率地说，这样做的目的是让你确认替代推论，并驳斥自己的偏差推论，因为这就是你的目标，你还记得吗？（布莱恩表示同意。琼和布莱恩经过讨论后，设计了一个实验。）

咨询师：所以，我们已经对下面的实验达成了一致。你的主要推论是，如果你使用了"安全行为"，那么一个可怕的结果（你把事情搞砸了，并且看起来像个傻瓜）就不太可能会发生，而如果你不使用"安全行为"，那么可怕的结果就很有可能会发生。替代推论的预测正相反，即如果使用了安全行为，那么一个糟糕的结果就更有可能会发生（因为它使情况变得更糟糕），而如果不使用安全行为，那么糟糕的结果就不太可能会发生。这样总结对吗？（布莱恩表示同意。）好的，所以你要给我们作一个报告，就像你在学校里那样，但是报告要进行两次，第一次要使用你的安全寻求行为，但第二次不用。放弃安全行为意味着你要看观众，和他们有交流，你不能照着草稿读，而是要即兴报告，并且要让你的任何颤抖和脸红都表现出来。我们会对这两次报告都进行录像。

来访者：这听起来很可怕。

咨询师：嗯，在第二次作报告时还要记住，要试着适应并感觉到"担忧"，而不是"恐慌和恐怖"。此外，如果还能够思考的话，至少要记住一种替代推论，比如"如果人们注意到了，那么他们有可能是感到同情和好奇"。在开始之前，我们先来搞清楚，你的准确预测是什么，比如你会看到自己的脸有多红。（布莱恩在工作表上写下了这个实验，然后在咨询师和一些同事面前进行了这两个测试，并观看了录像。这是来访者步骤6。）

咨询师：感觉怎么样？

来访者：太让人震惊了，但是同时我又觉得它在某种程度上起作用了。我觉得自己的表现还不错，虽然有些焦虑，并且录像显示我的表现比自己认为的要更好，而且症状也不是那么明显，所以，它确实与我的负面预测相反。

咨询师：太好了，我想你做得很好！你的信念也发生了改变吗？

来访者：变化肯定更大，而且在本能的、直觉的水平上更是这样（步骤7）。但我还是感到很焦虑，还是会发生令人可怕的错误。

咨询师：嗯，我们还要进行另一项干预——对你的评估进行挑战。我们会在下次会面时进行这种干预。但在这之前，你觉得可以将我们在今天这次会面中完成的任务也增加到自己的家庭作业中去吗？在你下周进行思维监控时，如果注意到脑子里出现了一种负面偏差推论，那么你就要选择一种替代性无偏差推论，然后对每一种推论的支持证据进行权衡，就像你今天做的这样，并且找个机会对它们进行测试。

来访者：我能做些什么呢？

咨询师：嗯，何不尝试一些积极的论断或者表达一种想法——你通常会避免的某些事——并且放弃任何安全行为。根据你的两种信念作出预测，并且看看哪个结果是正确的，就像我们今天做的那样。

来访者：好的，我会看看自己能做些什么。

咨询师：如果你同意的话，我们就来做得更具体一些。我们把这个写在你的会面与家庭作业报告表中。

第 8 章

中间阶段 II——改变热门思维

任务 15　评估改变选项

简介　　　　　　　　　　　　　　选择评估改变选项的主要标准
是：咨询师在评估阶段就已经发
现或怀疑，来访者对其自身、某个重要他人或生活环境持有或易
于产生一种极端负面的看法（核心信念），极为夸大了不良事件的
弊端，或者极其无法容忍不良事件，无论不良事件是外部或内部
的。这些极端的评估信念导致了令人困扰的情绪，并且在焦虑、
抑郁和愤怒的相关问题中很常见。它们产生于理性情绪行为疗法
的创始人阿尔伯特·艾利斯所描述的非理性苛求哲学，以及认知
疗法的创始人艾伦·T.贝克确定为功能失调的假设和模式。与所
有评估一样，它们有别于推论，推论的焦点是好坏评价，而不仅
仅是对错判断。与**通过**评估间接导致情绪后果的推论相反，它们
是直接导致情绪后果的"热门思维"。在这一评估阶段，咨询师要
帮助来访者明确自己的极端评估以及健康的替代评估，并且帮助
他从前者改变为后者。

从评估选项开始

我们建议，如果选择了评估选项，那么最好在进行其他改变选项之前，当来访者的偏差推论保持未变时，**首先**进行评估选项。

第一，这一选项的目的是使来访者用健康的负面情绪来应对最坏的情况，对于心存质疑的来访者而言，它很有说服力，并且如果不良事件今后再次发生，它也有助于预防来访者情绪崩溃。

第二，如果首先进行推论选项，并且已经成功地改变了来访者的偏差推论，使其不再如此消极，那么，唤起和改变潜在的极端评估就会变得更加困难，除非来访者再次变得焦虑不安，这时，问题可能就会变得更加难以解决。

第三，一旦先改变了极端评估，那么改变推论就会变得更加容易，而且对来访者来说，进行行为实验和减少安全行为也会变得更容易。

虽然最好首先改变评估，但是我们仍然建议，如果推论水平还未发生改变，或者只是部分发生了改变，那么还是使用这一选项。例如，如果来访者的推论似乎已经发生了一些改变，那么就可以提供评估改变选项，不过，尽管现在来访者认为不良结果不太可能会发生，甚至发生的可能性极低，但这仍然非常糟糕，令自己无法忍受，因此他必须确定它根本不会发生。这是一个典型的评估水平问题。我们在案例中阐明了这种情况。

探索为什么改变极端评估很重要

这一任务的开始方式类似于推论改变选项（任务14），但是两者的差异随后就会显著呈现出来。所以，通过评估与目标规划工作表，咨询师和来访者回顾了对所选择问题的 ABC 评估，而且双方都同意首先解决列出的极端评估（B^2），将其作为改变的最初目标，并且也将列出的现实的替代评估作为改变的**最终**目标。咨询师询问了来访者对于 AB^2C 问题和目标界定的理解。从其回答中，咨询师要明确来访者已经明白了：

• 鉴于其推论（B^1）[1]，在很大程度上，来访者不健康的情绪和行为困扰（C）是其极端而苛刻的评估（B^2）的结果

• 替代性的、现实而灵活的评估更可能会导致其健康的情绪和行为目标，并且也可能有助于改变其推论，因此

• 他需要将极端而苛刻的评估改变为替代性的、现实而灵活的评估，但是

• 他对其极端评估的确信度高，而对替代评估的确信度低。

因此，这时的任务是找到一种方法，使来访者对两种评估的确信水平发生翻转，如果他要放弃前者、采纳后者，他就必须这样做。因此，咨询师问道："是什么使你对自己的极端评估这么确信，而对替代评估这么不确信呢？"她引出了三个系列性的回答，即来访者拥有以下信念：

• 第一，自己的极端评估是正确的，因为他认为它们是现实的，拥有令人信服的证据，而替代评估则正相反，承认它们是现实的，而

1　如果来访者已经接受了推论改变选项并有所改变，却仍然对未来可能会出现灾难性的后果而感到焦虑，那么咨询师就要求他描述一个"最糟的情境"，并依据该情境给出偏差推论。

改变它们则是不现实的，即便这样做令人困扰。

● 第二，自己的评估比替代评估更有用，因此，坚守它们是实用的，尽管它们使自己更加感到困扰。

● 第三，自己的评估更合理，因此，坚守它们是有意义的。

咨询师建议与来访者一起挑战所有这三种信念，目的在于翻转其确信水平，从而一方面削弱极端的、非理性的评估并抛弃它们；另一方面则加强替代性的、理性的评估并采用它们。为了改变这些评估，理性情绪行为疗法提出了几种主要方法，在本指南中我们选择了其中3种。在许多讨论理性情绪行为疗法的文章中，如德莱顿和尼南（Neenan，2004），都可以找到对这些方法以及其他方法的全面描述。第一种评估改变方法是一种认知技术，它针对两种评估的有效性进行了辩论，即针对各自的证据、有益性、有用性及其逻辑一致性，进行辩论。第二种方法是一种实验想象技术，在该技术中，来访者学习如何通过改变自己的评估，从而将不健康的负面情绪改变为健康的负面情绪。第三种方法是一种行为技术，旨在帮助来访者通过经验和理性思考，发现替代评估的有效性以及极端评估的无效性。这与任务14中所描述的行为实验有些不同，我们会对此进行说明。

通过辩论而改变评估

在这个任务中，咨询师要向来访者展示，如何针对极端评估和替代性灵活评估这二者的支持证据、各自的有效性和合理性，进行质疑和比较，此时双方一致认可的目的是削弱前者，加强后者。

辩论步骤 1—5

关于这个任务，我们在附录 3 中提供了一个评估改变工作表，来访者可以遵循其中的指导步骤，此外，在下文中我们还为咨询师提供了一般性的行动总结和案例。评估工作表在内容上也类似于评估与目标规划工作表，但留下了一些空白之处，以方便来访者在完成辩论之后，指出自己是否认为每一个评估是正确的、有用的或合理的。来访者将前者中的信息抄写到后者中去（来访者步骤 1）。

咨询师知道并要帮助来访者去发现，尽管有些推论是错误的或有偏差的，但偶尔也可能是正确的，然而来访者的极端评估是非理性的，这意味着它们从来就不正确，并且在现实世界中从来就不可能，因此它们是不现实的、无益的、不合理的，而替代评估是理性的，这意味着它们是现实的、有益的、合理的。一言以蔽之，非理性信念从来都不是有效的；理性信念实际上总是有效的（Ellis，1994）。使来访者明白这种差异的一种有效方法就是通过辩论的过程。咨询师指导来访者如何进行辩论，帮助其发现自己的极端评估是非理性的、不现实的，而替代评估是理性的、现实的。

成对地对评估进行质疑

咨询师建议来访者成对地对评估进行辩论：

- 苛求信念相对于喜好信念（通过质疑步骤 2 而改变评估），
  ○ 例如，"它绝对不能发生" 相对于 "我强烈希望它不会发生，但它可能会发生"。
- 糟透信念相对于并非糟透信念（步骤 3），

○例如，"如果它发生了，那就绝对太糟糕了"相对于"它是相对（轻微、中等、非常）糟糕的，但从来就不是绝对糟糕的"。

• 低容忍信念相对于高容忍信念（步骤4），

○例如，"如果它发生了，那就绝对令人无法忍受"相对于"它是相对（轻微、中等地、非常）令人难以容忍的，但是我可以忍受它"。

• 自我/他人/生命贬低信念相对于自我/他人/生命接纳信念（步骤5），

○例如，"如果它发生了，那么我/你/生命就一无是处了"相对于"我/你/生命并没有特别美好之处，但这并不意味着我/你/生命就一无是处了，而只是相对不完美的、可能犯错的，我无条件地接受这一现实"。

质疑的问题

咨询师教导来访者如何对四对评估的以下三类问题进行质疑，即实证性、实用性和逻辑性。一旦完成了质疑，那么就请他就在评估改变工作表上画掉自己的结论。以下为来访者提供了说明（来访者步骤2—5）。

• 质疑的实证性问题询问了评估是否符合现实：

○支持这种信念的证据是什么？

○你能证明这一点吗？

○这种信念是现实的吗？

○这两种信念中哪一种是现实的？

例如，"哪一种更现实呢？是坏的事件绝对不会发生，还是你强烈希望它不会发生，但承认它可能会发生呢？"类似格式可用于糟透信念相对于并非糟透信念，低容忍信念相对于高容忍信念以及贬低信念相对于接纳信念。

• 质疑的实用性问题询问了评估是否有助于来访者实现其情绪的、行为的和实际的目标：

○这种信念对你有何帮助？

○这两种信念哪一种帮助更大/小？例如，"哪一种对你更有帮助呢？是绝对苛求坏的事件不要发生，还是强烈希望它不要发生，但承认它可能会发生呢？"如前文所述，类似格式可以用于其他三种极端信念。

• 质疑的逻辑性问题会询问这两种结论中哪一种更符合逻辑（或更有意义）：

○ a）"我讨厌这种事情发生，因此它绝对不能发生"或者b）"我讨厌这种事情发生，但这并不意味着它绝对不能发生"。

○a）"如果这件坏事发生了，那就太糟糕了，因此它是可怕的"或者b）"如果这件事情发生了，那就太糟糕了，但它并不可怕"。

○a）"它会令人非常难以忍受，因此这会是无法忍受的"或者b）"它会令人非常难以忍受，但它并不是无法忍受的"。

○a）"如果我这样做了就不好，因此我会一无是处"或者b）"虽然我这样做并不好，但它并不会使我一无是处，尽管我做了这样的坏事，但我只不过是一个会犯错的人，我无条件地接纳这样的自我"。

评价质疑的效果，步骤6

最后，来访者对其所有质疑进行权衡，判断它们到底证明了极端评估和替代评估哪个更有效，并且评价自己对每种评估的总体确信水平，将这些与自己最初的评价进行比较（步骤6）。

如果质疑以正确的方式进行，那么就只有一种可能的结果，即极端评估是"非理性的"，也就是说，它们是不现实的、无益的、不合逻辑的，而替代评估是"理性的"，也就是说，它们是现实的、有用的、合乎逻辑的。来访者可以公开声称推论仍然是正确的，然而与此不同，无论有多么不可能，非理性评估从来都不是正确的。如果来访者没有得出这一结论，那么就需要咨询师通过各种方法，作出更多的努力（例如Ellis，1994），这里仅概述如下。

第一，没有什么是必须苛求的，"苛求"意味着个体绝对必须遵循或服从。个体遵循但却常常做不到的事情可能是极好的或极受道德称赞的。因此苛求总是不现实的、不合逻辑的，并且不符合实际，因为它无法得以实现，因而导致了不必要的焦虑、抑郁与其他困扰。

第二，没有什么是绝对可怕的，"可怕"意味着最糟糕的可能，或者甚至比最糟糕的可能还要糟糕。事件可能会非常糟糕，但不管如何糟糕，事情总可能会变得更糟糕。"可怕"因此也总是不现实的、不合逻辑的，并且不会有益，因为不管一件事情如何糟糕，"可怕"会将其夸大，并且增加了痛苦。

第三，没有什么是绝对无法忍受的，因为不管发生的事件多么糟糕，当事人实际上还是忍受了，或者它根本就不存在。事件只是令人非常难以忍受。因此，认为某事令人无法忍受也是不现实的、不合逻辑的，并且几乎是无益的，因为它使不良事件变得更加令人痛苦。

第四，没有人是坏透了的或者一无是处的，因为无论他们表现得多坏或多么一无是处，其行为总是能够改变的，如果他们本质上是坏的，那么其行为就不可能发生改变。相信一个总体消极的（甚至积极的）评价是不现实的，这样既不符合逻辑而且无益，因为它导致焦虑、抑郁与其他困扰。

这为来访者提供了必要的理性洞察，但却可能无法使其内心确信，而这同样也是情绪和行为改变所必需的。为了使来访者的理智和情绪都产生洞察，咨询师可以介绍随后两种技术，它们涉及了意象和行为任务。

通过意象达到改变评估

通过将其视为相对的，而非极端的、绝对的，成功的辩论往往能够削弱对最坏情况的"灾难性"评价。但是，它仍然只是一种理性的洞察，这时候"大脑知道"非理性信念是无效的，而理性信念是有效的，这种想法对于情绪/行为的改变是必要的，然而有时候这样并不够。来访者可能仍然会感到困扰。其次，实用性质疑可能并不令人满意，因为来访者在信念发生改变的同时，也需要体验到情绪的变化。那么如何实现来访者情绪的变化呢？

如果非理性评估导致了不健康的情绪，而理性评估导致了健康的情绪，那么如果来访者（或任何人）以后者取代了前者，那么就应该能够**体验到**情绪上的变化。一种称为理性情绪意象的练习就旨在实现这一目标。只有当来访者成功地完成了辩论任务，能够更容易地切断自动评估并进行替代评估之后，才可以尝试进行这种练习。

理性情绪意象，步骤 7、8 和 9

咨询师要求来访者尽可能生动地回忆不良事件（步骤 7）。来访者需要重新经历整个情绪事件——实际上发生了什么（A）、自动触发的非理性评估（B^2）以及不健康的负面情绪和行为结果（C）。来访者需要通过想象回到事件中，或者想象事件当下正在发生。要做到这一点，最佳方法通常是让来访者体验到令其困扰的情绪，这样其他情绪就会随之而来。

一旦来访者在认知和生理上都完全体验到了困扰情绪，想象出了困扰情绪的引发事件，并找到了导致困扰情绪的非理性信念，咨询师请他抬起一根手指示意。然后咨询师要求来访者将其情绪由不健康的困扰转变为健康的负面情绪，例如从焦虑转变为健康的担忧（步骤 8）。在初次尝试中，他可能会试图通过改变 A 而不是评估信念来实现这一目标，在这种情况下，咨询师要指导他如何通过改变信念并保持负面事件不变，从而实现情绪的转变。

理性情绪意象需要练习许多次才能产生效果。来访者要学会通过想象，尽可能地运用所有感官来"重新经历"（或者"经历"，如果预测它会发生）不良事件，并且要学会尽可能身临其境般地体验困扰情绪。一旦能够做到这一点，来访者的非理性信念就会自动进入其大脑。随后，来访者还要能够脱离非理性信念，并再次采用理性的替代选择，而这也需要练习。问题在于，非理性信念（以及与之密切相关的偏差推论）是自动触发的，只能通过刻意的正念才能将其分离出来，首先是非理性信念，然后才是刻意地记起理性信念。因此，咨询师要小心翼翼地教导来访者，帮助他在想象中重新经历不良事件，练习从自动的、不需动脑的思考转变为对非理性信念的正念，脱离它们，并采用理性的替代选择。

随后，咨询师要求来访者在一周内将意象训练练习作为家庭作业，每天至少练习两到三次，记录下自己对不良事件 A 的最大重新经历程度以及对不健康情绪 C 的最大感受程度，并且在正念中明确并脱离非理性信念（B^2），记住并采用替代选择（步骤 9）。然后，咨询师会在下次会面时回顾这些家庭作业，使来访者的练习更加贴近实际，更易诱发情绪，并提高其正念的技巧。如果咨询师可以指导来访者进行正念冥想训练（例如 Williams et al, 2007） 或脱离正念训练（例如 Wells, 2009），那么将会有助于增强该任务的效果。

通过行为曝光而改变评估，步骤 10 到 14

如果质疑和理性情绪意象进展顺利，那么虽然现在来访者心里已经明白，理性信念是有效的，而非理性信念是无效的，并且已经通过信念改变而体验到了情绪上的变化，但是来访者依然没有太多的收获，除非这些认知的、情绪／行为的变化能够对其日常生活和逆境产生作用。此外，他的工作尚未完成，还需要更加确信理性的、自我接纳的信念，使它们成为自动的、"默认的"信念，并取代非理性信念，从而在日常生活中构建新的情绪和行为技巧。对来访者的指导见附录3的以下部分：通过行为曝光而改变评估，步骤10到14。

驳斥非理性评估

行为方法的目标之一是使来访者对理性评估更加确信。如前文所述，与改变推论一样，如果在现实生活的行为实验中去改变评估，那么它会更有说服力。来访者到底要完成什么样的行为任务，才能在内心真正驳斥非理性评估，而肯定理性的替代评估，并由此对后者更确信呢？一种方法是进行行为实验，它类似于前文的推论水平任务部分所讨论过的实验，尽管二者重点不同。例如，可以设计一个行为实验来驳斥以下非理性的自我贬抑信念："我完全是个废物而且／或者一无是处"（并肯定替代信念"我是一个会犯错的人，有时有用有时没用，有时做好事有时做坏事"）。如果要进行行为实验，那么咨询师首先就要指明，"完全地"意味着对整个"本质自我"的全面评价，然后双方共同设计一个实验来驳斥它。它可以是"一般"人都认为有用的或好的任何一种行为，因为它只是一个单一的行为，而对于一个一无是处或坏透了的人，该单一行为无法表明信念是错误的。咨询师必须要确保，信念驳斥任务没有受到哪怕细微的安全行为的阻碍，并确保任务不受隐藏的偏差信念的干扰。

羞愧攻击家庭作业练习

行为方法的另一个目标是帮助来访者在现实生活的逆境中，学会运用刚习得的、理性的自我／他人／生命接纳信念，并放弃自己习惯性的、非理性的自我／他人／生命谴责信念。这一目标不只是体验健康的负面情绪，如失望、担忧，而不是羞愧、焦虑等，而且还要更多表现出自尊的、积极自信的语言以及非语言行为，而不是自我服从的、消极的肢体语言，例如"我感到很惭愧"。

如果要做到这一点，在评估中采用理性信念，而不是非理性信念，那么来访者需要完成什么行为任务呢？一种方法是在理性情绪行为疗法中广泛使用的"羞愧攻击"练习。例如，在做出"令人羞愧的"事情的同时，来访者练习去确信无条件自我接纳信念（如"我无条件地接纳自己，尽管做了这样不靠谱的事"）以及高度不适应的容忍信念（如"我可以忍受，尽管它令人非常不舒服"）。这个行为也许是显然"愚蠢的"事情，例如大声叫出站名或者在繁华的市中心发表演讲，也可以是逞能的行为，例如反对很可能很爱挑剔的某人或者拒绝一个**合理的**要求。

对于某些来访者，羞愧攻击法尤为有效，这些来访者对自己的一些无意识行为或表现（如脸红、流泪）或者外在的焦虑症状（如案例中的颤抖）深感羞愧。此时，来访者不仅要减少使用安全寻求行为，如试图隐藏令人羞愧的表现，而且还要在进行自我接纳和高不适容忍练习时，将它表现出来，或者甚至刻意关注它（"哦，看，我脸红了"）。在本例中，目标不是为了获得对偏差推论的驳斥证据，而是学会自我接纳并忍受不适，甚至当推论是正确时也这样做（"我接纳我自己，即便我脸红了而且他们在批评我"）。

如果成功的话，来访者不仅不会感到羞愧，而是代之以失望或担忧等健康的负面情绪，并且还会抛弃消极的肢体语言，在咨询师的鼓励下表现出一种积极的、自我尊重的、"对抗羞愧的"行为方式。这开启了一种良性循环，它通过构建一种新的模式，该模式包括行为、找出支持理性信念的证据、增加改变不良事件——实际问题（A）——的可能性，从而为产生崭新的、积极的推论缔造了一个更加积极的证据基础。这种改变的一部分就是对他人的反应产生积极影响，而这反过来又会使消极的持续循环逆转成为持久的良性循环。

指导来访者完成行为任务

咨询师指导来访者完成上述行为的一种方法是进行理性情绪意象练习，将其作为构建行为练习的一种指导框架（来访者步骤 10）。另外，来访者还可以把意象练习作为行为练习的一种预演，这样经过多次意象练习之后，不仅是在行为上，而且在认知和情绪上，来访者都会清楚地知道，当面对"真实事件"时自己该做什么。咨询师和来访者可以通过行为练习的角色扮演和角色互换模拟，从而进一步扩展预演功能。准备和预演需要时间，因此在来访者还没有熟悉理性情绪意象之前，最好不要急着开始行为任务，要在会面之间将其作为日常家庭作业来完成。

来访者步骤 11

在理性情绪意象中，来访者首先想起呈现的问题、情绪片段的 A、B 以及 C。在行为练习中，来访者的家庭作业是构建一个事件，它再现或模拟了所呈现的问题，或者预期和计划一个即将发生的事件。可以提前计划一些家庭作业任务，如去超市或乘公共汽车、去商店退货、在街上与陌生人聊天。有些不良事件会经常发生，如在工作或家庭中遭到欺凌，但是有些不良事件则是无法预测的。尽管如此，个体可以提前想好应对之策。

来访者步骤 12

如果可以提前设置任务，那么请来访者运用理性情绪意象的方法，事先在想象中进行短暂预演。然后，来访者渐渐让自己进入情境（A），刻意去关注自动的非理性信念（B^2），以及随后所导致的令人困扰的情绪和行为倾向（C）。如果来访者难以进入情境，那么这时就可以采用高不适容忍信念。如果来访者仍然难以进入情境，是因为情境太具有挑战性的话，那么就需设置一个更简单的任务，比如人更少、更狭小的一个公共空间。

来访者步骤 13

随后，来访者引导自己从不健康的负面情绪转变为健康的负面情绪，如从焦虑转变为担忧，他需要严格遵循所学到的理性情绪意象方法，即刻意地摆脱非理性信念，重新采纳理性的替代信念，或与情境最相关的那些信念。如果来访者难以做到确认、摆脱和重新采纳，那么可以通过与咨询师进行角色扮演或角色互换来发展这些技巧，这时咨询师要首先演示这些技巧。

来访者步骤14

如果进展顺利，来访者的行为倾向会自然而然地发生转变，然而即使进展不顺利，来访者的情绪依然并未发生改变，但是他也对理性信念进行了预演，并且其行为方式也符合了理性信念。因此，比如说，即使来访者仍然感到焦虑，但是他刻意地采纳了以下信念："我无条件地接纳自己，尽管……感到焦虑、认为自己看上去很愚蠢等"，并且表现出了相应的行为，如继续购物、注视他人，而不是逃离、回避眼神接触、试图隐藏自己、自惭形秽等。

理性情绪意象练习很重要，来访者经常进行行为练习同样也很重要，如果可能的话，在会面期间的前两三周，来访者最好每天都进行练习。最初主要是学习这种方法，B和C并不会有太多变化，练习的有效性随后将会逐步提高。

行动总结　　　　　　　　1.咨询师再次确认来访者明白了，为了使自己获得健康的情绪和行为，就需要改变信念，并且明白了在这次会面中，他们会解决其极端的"非理性"评估，并帮助他学会如何将它们转变为非极端的、理性的评估。

2. 来访者将评估工作表中的内容填写到评估改变工作表的相关栏目中。这包括A（不良事件）、B^1（可能偏差推论）、替代性无偏差推论B^2（极端评估）、现实的替代评估、C问题和C目标。

3. 咨询师指导来访者如何对评估进行辩论。最好成对地对评估进行质疑——将非理性评估和理性评估放在一起，以苛求的、喜好的评估开始。咨询师指导来访者对三类问题进行质疑，即实证性的、实用性的和逻辑性的（参见简介以及附录3中的来访者步骤）。

4. 然后，咨询师和来访者一起对余下三对评估进行质疑，即糟透评估相对于并非糟透评估、低容忍评估相对于高容忍评估，以及最后的"自我"或"他人"或"生命"贬低评估相对于"自我"或"他人"或"生命"接纳评估。来访者在工作表中标注、画掉自己的选择。

5. 针对所有这些辩论问题的两套信念，来访者对各自的相对有效性进行衡量。来访者评定自己对每种评估的总体确信程度，并与自己的最初评定进行比较。

6. 如果来访者并未感到任何不同，从而仍然不太确信，那么咨询师就要介绍理性情绪意象技术，这种方法可以使来访者在信念发生改变后，体验到情绪的变化。

7. 咨询师指导来访者进行理性情绪意象练习，在简介和附录3的评估改变步骤7和8中对此进行了描述。

8. 咨询师请来访者在会面的间隔期间，每天练习理性情绪意象三次，并在下次会面时提出自己遇到的困难（步骤9）。

9. 咨询师向来访者展示，如何在预演中通过理性情绪意象这样一种框架和方法，将自己已经学到的认知、情绪和行为的转变运用到难以应对的现实生活情境中去。

10. 咨询师指导来访者完成行为曝光练习的四个步骤，比如羞愧攻击练习——参见简介和评估改变步骤 10 到 13。如果通过这些练习，来访者的评估发生了改变，那么就将其记录在评估与目标规划工作表上。

案例

我们的来访者已经获得了一些进步，但是却仍然预测自己作报告时会发生灾难性的错误——事情仍然可能会"糟透了"——因此，咨询师琼引入了评估改变选项（任务 3）。它在格式上类似于任务 2，但是内容并不相同——详细介绍参见简介。他们再次回顾了 ABC 评估，并且达成了一致，认为这次的任务是改变极端评估（B^2）。咨询师要求来访者理解：

- 由于仍然受到偏差推论（B^1）的影响，因此在很大程度上，其不健康的结果（C）是极端评估（B^2）的产物，
- 替代评估将导致健康的结果（C），因此
- 他需要将自己的 B^2 改变为 B^2 的替代选择，但是
- 其确信水平是 B^2 高、B^2 的替代选择低，然而
- 他需要改变为 B^2 确信水平低、B^2 的替代选择高。

咨询师：所以你同意现在的任务是帮助你扭转自己的确信程度。那么，是什么使你这么相信自己的评估，但却这么不相信替代评估呢？（琼一步步地从布莱恩那里得出，相比替代评估，他认为自己的评估是正确的、现实的、更有用的、更符合逻辑的——详细介绍参见简介。）

咨询师：我们来看看如何挑战和扭转这三种说法，这样你的极端评估就会被削弱，它有助于你放弃它们，使替代评估得到强化，并且有助于你采纳这些替代评估。

来访者：好的，我同意，但是我不知道该怎么做。

咨询师：（引入质疑策略）呃，有几种方法。我想介绍的第一种方法是对你的评估和替代评估进行辩论，目的是发现只有替代评估是有效的。［琼给了布莱恩评估改变指导步骤和工作表（附录3），布莱恩完成了步骤1，即将评估与目标规划工作表上的信息填写到评估工作表上］。

咨询师：在四个标题下面，你可以看到自己的评估和替代评估，这四个标题是：苛求的相对于喜好的、糟透的相对于并非糟透的、低不适容忍的相对于高不适容忍的，以及自我/他人/生命贬低的相对于自我/他人/生命接纳的。我们从苛求信念相对于喜好信念开始吧。你有一个好的喜好评估——"我真的真的不想这样但是……"但是你还没有写出自己的苛求信念。在这种情况下你对自己的苛求是什么呢？

来访者：很简单，我绝对不能搞砸了，绝对不能让他们认为我是一个傻瓜！

咨询师：我想就是这个。最初你宣称，自己的极端信念比替代信念要更现实和正确，所以我要问问你，这两种信念哪一个更为现实和正确，是苛求自己绝对不能搞砸，绝对不能让他们认为你是一个傻瓜，还是你真的**真的**不想搞砸，不想让他们认为你是一个傻瓜，但是却承认事实上可能会这样？

来访者：如果你这样说的话，显然我真的不想搞砸更现实。

咨询师：是啊，除非有精灵能帮助你使苛求成真，但是与此同时……（通过举例进行指导，布莱恩完成了步骤2的第一部分，并在评估工作表上对喜好信念进行了标注，画掉了苛求信念。）

咨询师：你的第二个宣称是，自己的极端信念更有用处。那么，哪一种信念更有用呢？是苛求自己绝对不能搞砸，并且绝对不能被看成傻瓜，还是真的不想这样，但实际上承认有可能会这样呢？

来访者：我明白你的意思。苛求某些不可能的事情是没有用的。

咨询师：苛求还会使你更焦虑。你的第三个宣称是，自己的信念更合理，更有道理。那么，苛求这些事情永远不会发生是更合理的吗？或者是非常希望它们不会发生，但是……

来访者：同样，显然是希望而不是苛求更合理。

咨询师：我们换一种方式问这个问题：因为我非常不希

望某件事情发生，所以它就一定不能发生，事实上会怎样呢？

来访者：事实上根本就不会如你所愿。

咨询师：那么，在苛求信念和喜好信念的有效性方面，你的看法发生了什么变化吗？

来访者：完全颠倒过来了，我能清楚地感觉到。

然后琼对其他三种信念的有效性进行了辩论，即哪一种更现实、更有用、更合理。这些是指南中的步骤3、4和5。琼还指导布莱恩学会了如何自己针对问题展开辩论，以应对作报告不时出现的担忧和极端评估。琼鼓励布莱恩将这个作为本周的家庭作业进行练习，尝试以自己的困扰情绪为线索，去"寻找正确的东西"，并将情绪、极端信念 B^2 和替代信念记录下来。这种指导有助于布莱恩准备好成为自己的咨询师（终止阶段，第11章）。

咨询师：好的，我们已经来到了质疑中的步骤6。现在，你权衡一下对自己的极端评估和替代评估的有效性进行的所有质疑。采用0~10的数字（0表示完全不确信，10表示完全确信），评价一下你对于每种评估的总体确信程度，并且和你最初给出的评价进行比较。（布莱恩完成了这些任务，结果表明其评价在正确的方向获得了提高。）

咨询师：你的信念似乎已经发生了实质性的改变，想到作报告也让你没那么焦虑了，但是我感觉到，虽然你没有那么焦虑了，但是仍然还没有真正转变为本质上有所不同的健康担忧情绪，是吗？

来访者：是的，是这样，我还是有点儿不安，它让我想要逃避而不是面对，并且我觉得我可能会前功尽弃。

咨询师：（引入通过意象而改变评估的技巧）这可能是因为你还没有体验到信念发生变化后，随之而来的情绪变化。接下来的练习，目的就是让你有这种体验。我们把它称为理性情绪意象技术。（琼递给来访者评估改变的意象步骤7—9的一个副本。）

咨询师：那么，尝试着像以前那样，感受健康的担忧，这样你就会小心地接近问题而不是焦虑地逃跑。想着一个角色榜样，或者回忆一下自己有这种感觉的时刻。

来访者：好的，我懂了。

咨询师：很好，现在先等一下，请你尽可能设身处地地回想一下上次作报告时的情景，当时你不知所措，吓呆了。尝试着重温那一时刻，你看到了什么，听到了什么，感觉到了什么，甚至鼻子闻到、嘴里尝到了什么，如果有这些感受的话。再次体验那种强烈的焦虑和生理唤起，脸变红、颤抖，等等。当你有了这些感受时，就举起你的手指。（几分钟后，布莱恩举起了手指。）

咨询师：好的，现在将这种焦虑改变为健康的担忧，当你有了这些感受时，再次举起你的手指。（布莱恩停顿了一下，然后举起了手指。）

咨询师：（停顿了一会儿）好的，你是怎么做到的？

来访者：我想象每个人都对我很友好。

咨询师：好的，我知道了，你做得很好，但是现在我要你重复这个练习，这一次我希望你试着保持这种情境，就像以前那样，并且通过将自己的极端信念改变为现实的替代信念，从而将焦虑改变为健康的担忧。记住我们进行过的质疑。慢慢来；试着摆脱自己习惯性的信念，并且尽自己最大的努力，重新采纳替代信念。

来访者：好吧，我试试看。

琼和布莱恩将这一过程做了三次，布莱恩觉得重温再现的效果更好了，转换情绪、摆脱并重新采纳信念的效果也得到了增强。随后，琼要求布莱恩完成步骤 10 中的家庭作业，并在下次咨询会面时报告自己的进展。

在下一次的会面中，琼和布莱恩讨论了理性情绪意象，自从上次会面后，它就成了布莱恩的主要日程安排。

咨询师：你的理性情绪意象练习进行得怎么样了？

来访者：到最后还不错，但在开始时我几乎都要放弃了。当我尝试刻意这样做时，我没法让它变得足够真实，无论是情境还是焦虑的感觉。但是随后当它自然而然地进入我脑子里时，焦虑自动就出现了，后来我发现自己就能做到了。

咨询师：(引入通过行为曝光而改变评估的技巧) 干得不错，你找到了一个好方法。(布莱恩表示同意。) 现在我们必须把这种技巧从虚构世界带入现实世界中。[琼指出了评估改变指南中的步骤 10 到 14(附录 3)。]所以，我建议设置两个或三个报告情境，就在咨询室里，和我还有这里的一个同事，然后如果可以的话，和你的朋友或家人，最后就是最近几周内你将会面对的真实情境，你看怎么样？(布莱恩确认并同意了这个计划。)

咨询师：那么，首先，我建议你只作一个简短的报告，在报告中你只需要按照理性情绪意象中所预演的那样。你有几分钟的时间来准备，使用理性情绪意象。我可以再提一个建议吗？你可以试着努力去摆脱"我很蠢"这种完全自我贬低的信念，采纳自我接纳的信念："我完全接纳会犯错的自我"。

(布莱恩完成了这个任务，有些停顿和紧张。)

咨询师：你觉得怎么样？

来访者：我有了正确的思维和感受，但在行为表现上还有点儿做不到，不过后来我接纳了会犯错的自我！

咨询师：很好，这个任务你完成得太好了，这个结果正是我们想要的。

（布莱恩再次重复了这个任务，停顿和紧张减少了。）

咨询师：注意一下，仅仅在第二次尝试之后，你的"表现"就有了怎样显著的提高，你表现得更加流畅了，停顿也更少了，你有了更多的眼神交流和表达性的肢体语言。现在你的思维、感受和行为是一致的，不是吗？

来访者：是的，并且我能够凭借自己的认识、自己的思考来发言，而不是依赖于一张纸，这样好多了。

咨询师：（引入羞愧攻击练习）我同意。我们再做一次，这是一个高级任务，相当于柔道中的黑带。我们希望你故意搞砸，然后说出"这次我又脸红了"或者"对不起，我忘了下一点是什么。哦，对，我想起来了"，诸如此类的话，对它进行关注。你那样做的时候，一定要无条件地接纳会犯错的自我，并且把这些都表现出来！

（布莱恩进行了羞愧攻击练习，咨询师要求他给出反馈。）

来访者：这比我想象的要容易得多！

咨询师：干得不错。现在你认为自己能够遵循评估改变指南中的步骤，重复这个过程了吗？第一次是面对你的朋友或家人，接下来就是下一次在大学进行真实的报告。

来访者：我知道该怎么做了，我都等不及了想试试。

咨询师：还要找其他机会，不那么正式的、日常中的谈话。例如找机会说出自己的看法。我想你平时话不多。

来访者：我确实这样，我应该更广泛地运用这个，而不仅仅是把它用到作报告上面，这样会更好。

咨询师：重要的是，你要尽可能多地进行练习来巩固它。我们下次会面时会看看你做得怎么样。

第9章

中间阶段Ⅲ——意象重构

任务 16　意象改变选项

简介　在认知行为咨询的前进道路上会遇到的一个主要障碍，即来访者的报告中仍然有理性—情绪问题；在理性上他们明白，例如危险并不真实存在，但是他们仍然非常焦虑。虽然推论水平和评估水平（B）的这两种干预通常可以成功地解决这个问题，然而有时候来访者无法完成家庭作业和改变自己的信念（B），因为焦虑或其他不健康的负面情绪仍然非常强烈，他们会继续回避、逃离或退缩（C）。

近来研究表明，这的确会发生，因为对不良事件（A）的真实记忆中包含了创伤性内容，而目前所描述的干预并未改变这些创伤性内容。最初人们认为只有创伤后应激障碍患者才会如此，然而近来研究表明，这种现象存在于其他许多焦虑症、抑郁症和精神病中（Butler et al, 2008; Grey, 2009; Stopa, 2009）。

创伤性内容或创伤性记忆中的"热点"实际上不仅包括真实事件（A）的意象，还包括伴随着事件的推论和评估（B），而它们无法得到正常的意识加工或更新。所有这些认知——意象、推论和评估——遭到了各种扭曲。它们通常被封装在记忆的知觉片段中，而不是置于个体的自传体记忆背景下，因此往往不会当作历史事件来体验，而是如同就发生在"此时此地"，发生在现在，或者至少具有当下的含义。

在某些障碍中，它们以意象的形式不自觉地作为倒叙或噩梦侵入意识中，由于它们从未获得更新、仍然保持着"瞬间冻结"，因此当个体再次经历它们时，就犹如当前再次发生了，能够与真实事件一样产生有力的知觉。由于包含了不良意象（A）和信念（B）两方面内容，所以它们能够继续唤起情绪和行为困扰（C）。

巴特勒等（2008）指出，意象可能会令人非常信服，个体常常会认为它们准确反映了过去、现在或将来的现实，甚至认为它们确实预示了灾难。觉察到的意象令人心烦意乱，而个体又无法意识到它们来自记忆，因此会误以为它们预示着当下或未来的威胁。最糟糕的意象和记忆常常被保留了下来，个体并未意识到实际上事件的最终结果与此完全不同。

旨在修正和更新痛苦记忆的干预称为意象重构。巴特勒等（2008）概述了改变记忆含义的一种方法，描述如下：

• 确定一段重要记忆。通过"情绪桥梁"技术（参见 Butler et al, 2008, pp.42-44）可以确定一段痛苦记忆，它有助于来访者找出造成其当前意象扭曲的一段早期记忆，而个体却对扭曲浑然不觉。

• 重温记忆。以第一人称、现在时态，非常详细地重温与记忆相关的思维和感受。

- 确定事件的含义，进行信念评定。咨询师询问来访者，该记忆对于自我、他人和世界意味着什么，要求其进行信念评定，并且询问来访者，该记忆引发了什么情绪，要求其进行情绪评定。

- 检查并确定如今这些含义仍然持续存在。

- 对当时支持或反驳了事件的证据进行评估。引导来访者去发现其他信息和替代的视角。

- 重温记忆并通过提问来促进记忆的更新。要求来访者对记忆进行重温，包括当时产生的信念，并且询问来访者现在有了什么收获，是否得出了其他结论。

- 通过插入与现实评价更相符的意象来改变记忆。如果信念和感情并未显著下降，那么来访者可以通过改变意象来进行尝试。可以尝试多次，以获得更为现实的视角。

- 检查信念和感情评定。咨询师对评定进行检查，以确保来访者已经获得了新的视角。

意象重构领域的研究和发展正在快速增长，其中涉及读者和从业者。这一领域中有许多著作，包括所有这些著作已经超出了本书的范围（在最近两年里已经有至少6本面向从业者的书籍出版，并有大量的研究论文发表），因此，这里我们只论述了与当前任务4中"创伤性"记忆有关的这类意象重构。我们的论述是基于格雷等（Grey et al，2002）的论文。

意象重构的目的不同于迄今为止已经描述过的各种意象方法，例如理性情绪意象，这些方法假设个体对于不良事件 A 的记忆是相当准确的，而正如在推论水平中所假定和解释的那样，来访者的任务则是改变其对于事件的评估（B^2）。实际上，意象重构的目的是改变记忆中意象本身的内容，事实上它可能没有包含重要的信息，但却包含了错误的内容以及有偏差的、功能失调的信念。

对不良事件（A）的痛苦记忆进行意象重构的过程

咨询师首先解释这一过程的目的。如果来访者同意，那么整个会面都可以进行这一工作，时间可以长达 90 分钟，在这段时间里，要求来访者完完整整地"重温"具体的不良事件。

来访者要根据记忆对事件进行描述，以第一人称、现在时态，好像它现在正在发生，要尽可能详细地说出细节，包括感觉的、情绪的、认知的以及事实的信息。我们的建议是，使来访者在想象中返回到事先已经确定为"安全的地方"来开始和结束会面。虽然重温并不令人愉快，但它却很有必要，因为在正常的意识加工中，创伤性记忆的许多重要内容是无法获得的。

要找出事件中产生了困扰情绪的"热点"，并且来访者要确定热点的 ABC 们——个体的当下感觉是什么、当下在发生着什么，以及对当下所发生事件的信念。

咨询师要从热点中寻找出分离指标，即由于有些记忆会引发极度的痛苦，所以个体会回避它们，以免受其伤害。这类指标包括在描述时"快速略过"它们、使用第三人称或过去时态。随后，咨询师使用了"倒回并保持"技巧，要求来访者在头脑中身临其境地保持痛苦的时刻，并缓慢地描述它，报告自己看到了什么、想到了什么以及感觉到了什么。

一旦重温结束，咨询师就可以对当下意识中可觉知的热点进行认知干预，请来访者对令人困扰的、有偏差的极端信念进行评估，通过常用的方式将这些信念转变为无偏差的、良性的替代信念，而且更正所有已揭露的事实信息，找出缺失的重要信息。

咨询师会解释说，为了产生效果，必须将新信息和替代信念再次输入创伤性记忆中，就如同将新场景剪辑到电影胶片中一样，这样可以使创伤性记忆变成良性记忆。这就是"意象重构"这一术语的含义。这需要来访者在咨询师的帮助下，重温记忆，遇到热点后停止描述，并将新信息和替代信念导入这些热点中。

在对具体新信息和信念进行预演之后、正式将其导入之前，咨询师才会进行以上解释。将新信息和信念写到事先准备好要引入的提示卡上。然后，开始进行重温，当遇到热点时，咨询师提示来访者导入新的内容，或者引导式地询问："你现在明白了什么吗？你现在相信什么呢？"或者直接提供新的信息或信念。

采用录像带或数字技术将修改后的重温记录下来，鼓励来访者在家庭作业中反复播放录像带，以巩固这些改变，每一次都采用0～10的计分方式完成痛苦主观单位量表，对情绪强度进行评估。然后，来访者用语言描述并写下重构后的记忆，并将这些描述与自己希望如何记住不良事件的目标进行比较，这些目标已经事先写在了评估与目标规划工作表上。

行动总结

1. 咨询师检查来访者是否仍然遭受过高的情绪困扰，难以完成行为家庭作业。因此咨询师提出，令来访者倍感困扰的意象和想法可能"锁定"在其对不良事件的记忆中，他们应当对此进行分析，并尝试采用一种称为意象重构的方法。

2. 咨询师和来访者对这种方法的可行性进行讨论，如果根据目前已有评估，它是可能的，那么他们就开始使用如巴特勒等（2008）、格雷（2009）和斯托帕（Stopa，2009）所描述的其中一种意象重构技巧。在前文简介、以下案例以及附录3中都谈及了意象重构的来访者步骤，其中都对这一过程进行了描述。

案例

对于下一次在学校作报告，布莱恩仍然感到非常焦虑，并且也不确定是否能够克服自己的逃避行为倾向。

咨询师：告诉我，你上一次感到这么焦虑是什么时候呢？

来访者：我只不过是放松地坐在家里，它就在我脑子里自动冒了出来，弄得我冷汗直冒。

咨询师：当你感到最焦虑的时候，你的脑子里冒出来了什么？是不良事件本身（A）还是你对于事件的信念（B）？

来访者：虽然有点奇怪，但我想是事件本身，我好像不能确定到底是什么东西让我这么困扰。

咨询师：（引入意象重构的概念）也许是你记得一段最糟糕的报告（或者是你到师范大学读书的几年前，或者甚至还在那之前，可能是在中学），它一直出现在你的脑子里，就像一种创伤重现。

来访者：是的，实际上这很有可能。每次它在我的脑子里出现时，我都会试图把它赶出去。

咨询师：可能是你将有害的意象和信念锁定在了那个记忆中，你还不能运用迄今为止我们一直都在使用的认知疗法，对那个记忆再次进行加工。

来访者：所以，这就是为什么我好像不能确定到底是什么东西让我这么不安。

咨询师：很有可能。我想让你试试专门为这种问题而设计的一种方法，它称为意象重构，在这种方法中，你首先试着采用第一人称、现在时态对事件进行回顾、讲述和重温，就好像你实际上身临其境一样。然后我们找出"热点"，最令你困扰的事件和信念都被锁定在了"热点"中，然后结束重温，通过我们常用的认知干预，确定新的信息和信念，随后再返回到重温中，把新的内容导入这些热点中，对意象进行重构——有点类似于把新的场景剪辑到电影中去。你觉得怎么样？

来访者：凭我的直觉，问题就在这里，我试试吧。

（琼告知布莱恩附录 3 中通过意象重构而进行认知改变的步骤，并遵循以上简介中的指导，引导其完成这些步骤。因此咨询师帮助来访者经历了重温过程，找出了热点和 ABC 成分，要求其"倒回并保持"头脑中最难保持的内容。来访者采用痛苦主观单位量表，对其最糟热点中的焦虑进行了评估。然后，他进行了总结并结束了重温，和咨询师一起，共同对热点进行了讨论。）

咨询师：我们来看看最令你困扰的热点，是什么导致了你焦虑的程度这么高呢？

来访者：嗯，就是在那时，我感到颜面扫地，并且时间也似乎停滞了，每个人都看着我。那一时刻定格了下来，我能够看到我自己！我就像是**他们**中的一员，正看着自己，我看到自己糟透了、面红耳赤、汗流浃背、浑身颤抖、张口结舌，而且我在想永远都会这样了，我再也找不回颜面了，我丢脸都丢到家了！当时我完全就是一个彻彻底底的傻瓜，这太可怕了，我完全无法忍受，这就是我为什么会一直把它封存起来。

咨询师：因此，虽然在某种意义上你知道它的存在，但这是你第一次在意识中"看到"这个意象。现在，从我们的讨论中，你有了什么新的看法和信念吗？

来访者：它不会永远这样，实际上它可能只持续了几秒钟，然后我重新开始作报告，虽然表现不是很好。现在我也知道自己不完全是个傻瓜，只不过那时表现得最糟糕，像个傻瓜一样会犯错，虽然这样不够好，但也并不可怕，也不是无法忍受的。（来访者记住并导入了理性评估。)

咨询师：太好了，干得不错。我们把这个新信息和信念写在提示卡上，再次进行重温，并把它导入这个特定的热点中，从而对这个有害的意象进行重构。

很可能就是在下一次咨询会面中，琼引导布莱恩完成了第二次重温，并帮助他导入了新的信息。这一片段被记录了下来。完成重温之后，布莱恩在痛苦主观单位量表中对其原有信念的确信程度评估降低了许多。

咨询师：你做得非常好。在接下来的一周，你的家庭作业就是每天至少播放一次录像，并且在每次回放之后，评价自己的焦虑程度。(布莱恩同意了。一旦改变得到了巩固，变得稳定，布莱恩就在评估与目标规划工作表上记录下自己的进步。)

第 10 章

中间阶段 IV
——解决问题

任务 17　解决问题

<u>简介</u>　　　　　　　　　　　　　　本指南中的其他任务都是围绕着
　　　　　　　　　　　　　　　　与认知评估和改变有关的具体技
巧和方法而展开的，而这一任务则与以上任务不同，它是关于在
日常生活中如何巩固来访者的认识、学习以及收获。咨询师可以
从其他认知行为疗法实践指南中借鉴更多的评估和干预技巧，而
我们在本指南中将不会进一步介绍这些方法。因此，当前任务的
目的在于，提醒咨询师遵循任务 8 中所介绍的工作方法（第 3 章），
并且为构建会面程序而制订规划。我们之所以把它放在中间阶段，
是因为大多数会面都发生在这个时候，不过它同样也适用于其他
所有阶段。

日程

咨询师已经在早些时候向来访者介绍过日程安排了，并且已经在
该阶段获得了来访者的同意（参见第 3 章，任务 8）。通过会面日
程这种方式，可以系统地组织和执行将要解决的日常任务。起初，
咨询师主导了日程的安排，但是她会逐步引导来访者成为主导者，

而这也是来访者成为其自身"咨询师"过程的一部分，它为终止阶段（第11章）打下了基础。现在我们来看看那些常见的标准日程项目。由于这些项目现在一般都会包括在日常实践中，所以下面给出了会面和家庭作业报告表（图10.2），来访者可以在某次会面期间和会面之后填写这个表格，并在本周为下次的会面作好准备。咨询师也保留了该表格的一份副本。

简短的更新

它通常是日程表上的第一个项目。咨询师使用以人为本的咨询技巧（参见任务3，第2章），请来访者说出当下自己希望探讨的任何问题。如果来访者提出的困扰是问题列表上的主要问题或次要问题，或者新问题，那么咨询师就会询问，是否将这些问题作为此次会面所要讨论的日程项目。如果来访者未主动提出问题，那么咨询师要询问是否有什么困扰。即便以开放性的方式结束，"简短的"更新本身依然相对简短。对于非常健谈的来访者，有时候需要双方提前就时间限制达成一致。

对上次会面的反思

咨询师再次以一种开放性的方式询问来访者，在上次会面中，什么令他印象最为深刻。这种开放性的方式能够使咨询师较好地了解来访者对认知行为咨询的认识，以及运用能力如何。在对不同会面的记忆和连续性的保持方面，来访者的差别很大，有些人会认真记笔记，而有些人则可能想都没想过，这常常是因为他们过于忧虑或者太过沮丧，以至于无法集中心神。虽然我们在会面和家庭作业报告表中包含了这个项目，但是也可以使用一个更为详细的会面衔接工作表（例子请参见 Beck，1995，p. 49），要求来访者在每次会面之后进行填写，并在下次会面时带来。重要的是，咨询师和来访者都应当记录下已完成的任务、已获得或未获得的进展，以及在双方的工作同盟中出现的任何问题。

对家庭作业的回顾

咨询师在准备阶段即将结束时，或在开始阶段初期就已经开始引入家庭作业了，第一个这样的任务是——最初要求来访者作好日常思维记录，然后"升级"到完成 ABC 日记。来访者应当在上次会面时，就已经记录了会面和家庭作业报告表中的作业，并在该表上简要地报告了结果，从而为当前会面作好准备。

咨询师一定要经常在日程上安排家庭作业回顾这一项目，因为如果不这样的话，来访者很可能会无法坚持完成这些作业。咨询师还必须探究这些作业未能完成的原因，因为它们可以帮助咨询师发现导致来访者未能完成作业的那些情绪/行为问题和功能失调的信念。咨询师要向来访者指出这一原因，其目的是：a）使来访者明白，有价值的信息是从成功或失败中获得的；b）确保来访者不会因为"有利无害"的家庭作业而感觉受到了责备，也不会自责。

主要议题

在这一部分，咨询师和来访者要集中解决主要项目，这些主要项目通常会提供"核心内容"，即当前正在进行的工作，包括会面之间的衔接性家庭作业以及产生的问题。为了促进这一过程，咨询师可以对认知行为咨询的整个进程进行回顾，包括已完成的任务和步骤、目前正在进行或再次进行的任务，以及有待完成的任务。接下来的进程回顾核查表（表 10.1）旨在促进这种回顾。针对核查表中的项目，咨询师和来访者取得了哪些进展？然后，把当前正在进行或对之前进行回顾的项目列入日程中，将其作为当前会面的主要议题。

对认知行为咨询技术进行修正

终止阶段（第 11 章）的主要任务是使来访者成为自己的咨询师。促成该目标的一种方法是，让来访者在接受咨询的过程中学会认知行为咨询技术，而实现该目标的一种方法是，对来访者而言，不仅要根据这些技术，在完成核查表中的项目时执行具体的步骤，而且还要自己**学会**这些技术。因此，咨询师要求来访者记录下在完成会面和家庭作业报告表上的项目时，当前所使用的技术，并且来访者不仅要在咨询师的指导下，运用它来解决自身问题，而且还要学会它，这样在咨询终止以后，必要时他也能够应用这些技术。这样，他就能够和咨询师一起，修正其对于会面技巧的认识。因此，这种修正就成了日程中的另一个项目。

布置作业

可以在核查表的某个项目中布置一个新的家庭作业。布置新的家庭作业相当耗费时间，在制订日程时要留有足够的时间。

来访者往往不情愿去完成会面之间的作业，因此，为了促使其完成任务，咨询师要努力确保以下几点：双方就作业进行了充分的讨论和协商，确保作业清晰无误并且来访者理解了任务，而且在

准备阶段I和II	已完成√	正在进行中√
任务3：建立、维持或者重建一种牢固的工作同盟：		
任务4—8：为认知行为咨询作准备： • 概括出主要问题的关键方面（来访者准备步骤1、2、3） • 确定一个总体的情绪/行为目标（步骤4） • 确定进一步的问题和目标，并制作一份问题列表 • 理解认知的方法，并探索对于解决来访者的主要问题毫无益处的信念以及有益的替代信念（步骤5） • 达成对认知行为咨询的知情决定和承诺		
开始阶段I和II		
任务9：找出与来访者最初的主要问题有关的一个具体事例（来访者评估步骤1）		
任务10：针对与来访者最初的主要问题或一个新问题有关的具体事例，进行详细的认知评估： • 确定具体的不健康情绪和行为的后果（C）（步骤2） • 描述触发了不健康情绪和行为后果（C）的具体不良事件（A）（步骤3） • 确定导致了不健康情绪和行为后果（C）的偏差推论（步骤4） • 确定导致了不健康情绪和行为后果（C）的极端评估（步骤5）		
任务11：理解B—C联系和恶性循环		
任务12：选择一个具体的情绪/行为目标，并针对具体事例而构建一些替代性的、功能良好的信念： • 选择一个具体的情绪/行为目标（评估步骤6） • 构建替代性的、无偏差的推论（步骤7） • 构建替代性的、现实的评估（步骤8） • 想象另一种选择，以替代记忆中的不良事件（步骤9）		

中间阶段 I—IV		
任务13: 检查B—C联系的洞察		
任务14: 如果选择了推论改变选项, 那么: • 权衡证据 ○收集支持偏差推论的证据 (推论改变步骤2) ○ 收集支持无偏差推论的证据 (步骤3) ○ 质疑证据的可靠性 (步骤4) ○ 权衡证据, 评估确信水平 (步骤5) • 检验证据 ○设计并进行一个行为实验 (步骤6) ○检查实验结果并评估确信水平 (步骤7)		
任务15: 如果选择了评估改变选项, 那么: • 从实证性、实用性以及逻辑性方面, 质疑评估的有效性 ○质疑苛求的相对于喜好的评估 (评估改变步骤2) ○质疑糟透的相对于并非糟透的评估 (步骤3) ○质疑不适不可容忍的相对于不适可容忍的评估 (步骤4) ○质疑自我/他人/生命贬低的相对于自我/他人/生命接纳的评估 (步骤5) ○权衡质疑的结果并评估确信水平 (步骤6) • 通过理性情绪意象而改变评估 ○首次学习并练习理性情绪意象 (步骤7和8) ○在会面之间进行理性情绪意象练习并作好记录 (步骤9) • 通过行为曝光而改变评估 ○在理性情绪意象预演之后, 按照相同的评估改变方法, 计划并完成一次行为曝光任务 (步骤10—13)		

任务16：如果选择了通过意象重构而改变认知，那么： • 通过重温而找出创伤性记忆的热点 • 通过认知行为咨询而重构令人困扰的信息和信念 • 通过再次重温将新信息引入热点，从而重构创伤性记忆 • 在会面之间多次播放录像		
任务17：坚持使用该方法：日常更新、回顾和布置家庭作业、日程安排：		
终止阶段		
任务18：为终止咨询作好准备		
任务19：针对自我咨询，进行相关的任务和步骤指导		
任务20：为咨询终止后将遭遇的挫折作好准备——常见问题		
任务21：来访者在咨询终止最后一刻的问题		
迄今为止尚未确定的任何其他任务或问题		

表10.1 进程回顾核查表

来访者看来，它与咨询有关，是会面的延续。咨询师要确保虽然它具有挑战性，却并非无法完成，她要解释什么是"没有损失"的作业，确保来访者掌握了完成作业的技巧，并承诺会完成。这些都需要进行详细而具体的说明——何处、何时以及频率——并且要预见到任何可能出现的障碍，并在会面中解决它。为了帮助咨询师确认自己是否涵盖了这些内容以及其他问题，我们在附录3中给出了家庭作业技术监控表。

咨询师请来访者在会面和家庭作业报告表中完成作业（表10.2）。

姓名.........................
日期.........................
会面.........................
简短的更新
对上次会面的反思
对家庭作业的回顾
这次会面的主要议题
对先前主要议题的修正
布置的家庭作业
对会面的反馈

表 10.2　会面和家庭作业报告表

反馈

咨询师要求来访者对会面作出反馈,并鼓励他对此畅所欲言,因为如果咨询师要想知道工作是否有效、咨询的未来方向以及需要解决的问题,这是唯一的途径。来访者可以将这些反馈写在会面和家庭作业报告表上。要确保来访者在会面结束时不是痛苦的,或者让其在离开前,有一段时间在某个房间或地方使自己平静下来,这一点在每次会面中都很重要。

第 11 章

终止阶段——指导
来访者成为自己的
咨询师

任务 18　准备终止

简介　　　　　　　　刚推荐来的来访者与新手咨询师
　　　　　　　　　　　　的一个共同假设是，咨询师和来
访者的角色截然不同，咨询师是帮助者，而来访者是接受帮助的
人或"受助者"，二者间的关系很类似于医患关系。在这种关系中，
咨询师会认为自己有责任解决来访者的问题，而来访者也会相应
地假设这的确是咨询师的工作，并且假设咨询师会像医生一样"治
愈"自己。这种假设会导致许多问题，其中之一就是，来访者会将
偶然的挫折误解为问题复发，随即产生无助感，并依赖咨询师来
帮助自己，由此在咨询终止时会感到自己很脆弱。来访者担心"我
的问题可能会故态复萌，而我却束手无策"。

然而，不同于通常"治愈"了疾病的生理医学，认知行为咨询与其
他任何心理治疗一样，并不能消除负面情绪和困境，而是旨在帮
助人们更成功地应对令人困扰的生活事件。

在这种模型中，周期性挫折是该过程的一部分，并且在意料之中。
因此，认知行为咨询被设计为一种"赠予"式的治疗，其目的在于

将咨询的重要部分传授给来访者，从而在很大程度上使他能够成为自己的咨询师。

我们建议，随着咨询逐步进入各个阶段，咨询师要让来访者意识到认知行为咨询过程并非一帆风顺，并且在该过程的早期，最好在准备阶段就阐明角色关系。咨询师应当向来访者说明，自己的角色不仅仅是经验丰富的助人者，而且还是咨询中的导师，要帮助来访者学会成为自己的咨询师。在这种方法中，来访者当然会扮演两种彼此相反的角色，他不仅仅是受助者，而且还更像一名学生或实习生。这是在为咨询终止后，来访者能够进行独立的自我帮助而奠定良好的基础。

在早期咨询过程中引入导师观念的一种方式是，请来访者思考自己会如何处理咨询的终止。随后再讨论在整个咨询过程中需要确定的任务和步骤。

案例

咨询师：（在准备阶段）布莱恩，虽然这听上去令人感到惊讶，但是有时候来访者会担心认知行为咨询疗程的终止问题，甚至在咨询刚开始时就会这样，我想知道你有没有这方面的任何担心？

来访者：我没想过这方面的问题。是什么样的担心呢？

咨询师：呃，比如有人担心如果遇到了挫折，自己却无法应对，那该怎么办。

来访者：呃，既然你提到了这个，我可能也会有这种担心，我们可以谈谈这个。

咨询师：我可不想让你担心什么！但是我们可以先预想一下并想好怎么应对它，这可能会对我们有好处。所以你认为我们可以做些什么呢？我们可以把它作为认知行为咨询的一部分，确保在咨询终止以后，你能够真正应对挫折，即使这种挫折不大可能会出现。

来访者：我得想想，不过老实说，我想我会感到恐慌。

咨询师：如果你没有作好准备的话，也许你会感到恐慌。人们常常预期或希望在认知行为咨询的帮助下，自己会慢慢变得越来越好，直到完全"治愈"，就像身体得病后，如果遵照医嘱服药，那么出院以后就不会旧病复发一样。

来访者：我就是这么希望的。

咨询师：其实大多数来访者在克服自身困难的过程中都会出现进步和倒退——用图表示的话，进步很少会是一条直的斜线，而是会像这样一个锯齿形状（画了一个草图给予说明）。所以这是第一点——在认知行为咨询中出现进步和倒退都很正常。

来访者：好的，所以我不应该对出现倒退感到恐慌。

咨询师：是这样，但是你不应该感到恐慌的原因是：倒退之后紧接着就会出现进步。

来访者：但是我怎么知道会这样呢——可能会一直倒

退呀！

咨询师：所以才需要认知行为咨询。认知行为咨询的目的就是要确保斜线大体是向上的——它是专门用来克服你这一类心理问题的。

来访者：在我接受咨询时它的效果不错，但是咨询终止了以后会怎么样呢？

咨询师：这就要回到我的问题了：你认为我们可以做些什么呢？我们可以把它作为认知行为咨询的一部分，确保在咨询终止以后，你能够真正应对挫折，即使这种挫折不大可能会出现。

来访者：我可以自助吗？

咨询师：你当然可以。你可以学会成为自己的咨询师。所以，我建议你不只是作为一个来访者而接受心理治疗，与此同时，还在我的指导下学会如何成为自己的咨询师。

任务 19 自我咨询的指导任务和步骤

简介　　　　　　　　我们建议来访者掌握咨询师角色的以下三个方面：与评估、界定和干预的应用方法和技术有关的知识和技巧，解决问题和目标导向的心态，以及关心和同情的态度。

学会并牢记方法和技术

首先，来访者要掌握与认知行为咨询的使用方法和技术有关的知识和技巧。例如，在评估阶段，来访者需要学习 ABC 框架，A 中各种事实、B 中各种推论和评估、C 中各种情绪和行为之间存在的区别，以及它们之间的因果关系。他需要了解对信念的各种偏差和扭曲，以及它们如何影响了对事件的感知以及所导致的情绪和行为。他需要了解各种挑战，例如实证性挑战和实用性挑战，以及将这种知识付诸实践，从而使情绪和行为发生改变的方法。

如果来访者没有意识到自己肩负着成为其咨询师的责任，那么他就无法学会**并且**牢记这些技术。当然，如果来访者遵循了本指南中的咨询师指导，那么作为"治疗"的一部分，他将学会这些方法，并且也将习得第 4 章中所介绍的情绪责任观念。然而，除此之外，咨询师还应当强调，来访者不仅需要掌握作为受助者的技巧，而且还需要掌握作为咨询师的技巧，以便当咨询终止时可以自助。为确保来访者学会并牢记这些方法，咨询师建议来访者将修正每次会面中所学的技术作为其日常"家庭作业"的一部分，并在会面日程中留出时间来对方法进行修正。

具备解决问题的咨询师心态

第二，来访者需要具备解决问题和目标导向的咨询师心态，这样在面对新问题或挫折时，其反应就是诸如"我如何才能最好地解决这个问题？"，而不是"我不知道该怎么办——我需要帮助"。

关于这些技术，如果来访者并不认为咨询终止后，有责任成为自己的咨询师，那么来访者就不会持有解决问题的心态。如果来访者要承担起照顾自己的职责，那么咨询师就需要向来访者介绍这种咨询心态。

帮助来访者获得这种心态的策略一直贯穿于认知行为咨询的协议中。例如，问答法的提问形式是指导来访者完成咨询过程的主要方式之一。问答法的提问促使来访者"为自己而思考"。问答法的提问并不是提供答案，而是寻求答案，因此把来访者的角色设定为问题解决者，并促使他思考可能的解决方法。这些问题鼓励来访者担负起责任，并且来访者自己找到的答案会更令人难忘和信服。

为了促进解决问题心态的获得，认知行为咨询采用的另一种方式是在明确问题后，立即就设定目标并制订计划。目标之一是对不良事件产生健康的情绪和行为反应，以替代有问题的、不健康的情绪和行为反应。因此，例如，鼓励来访者采用"健康的担忧"和相关的"谨慎接近"行为倾向，而不是焦虑和相关的回避和逃离问题的行为倾向，这是一种解决问题的方法，而不是回避问题的方法。

除了认知行为咨询本身具有的这些特性，咨询师还会进一步帮助来访者获得解决问题的心态。我们建议咨询师在开始阶段就介绍并指导来访者获得解决问题的心态。这时，来访者应当已经完成了准备阶段，并基本熟知了认知行为咨询模型。随后，通过以下这类问答法的问题，"如果你是自己的咨询师，在会面的这一时刻／面对这一阶段的问题，你会做些什么呢？"，咨询师开始逐步完成各个会面任务。咨询师指导来访者完成越来越多的任务或部分任务。咨询师继续进行指导，直至中间阶段终止，逐步将部分会面的主导权移交给来访者。然后，在咨询终止前的最后一次会面中，在征得来访者的同意后，咨询师尽可能将控制权"移交"给来访者，其结果是到这一阶段时，来访者有效地接管了两种角色，例如安排日程、明确问题**并且**构建干预；布置、监控以及完成家庭作业。

采纳咨询师关心和同情的态度

我们建议来访者应当掌握的咨询师角色的第三个方面是关心和同情的态度。在第 2 章中我们提到了与来访者建立联系所必需的三个核心条件，研究已经证明了对于有效的咨询而言，它们是必不可少的。此处我们要强调的一个条件是温暖的或无条件的积极关注。正如来访者并不一定掌握了咨询技巧的相关知识，他也不一定具有解决问题的咨询师心态，我们可以肯定的是，作为一名来访者，来访者本人可能对其自身并不具有咨询师所持有的无条件积极关注（或无条件接纳）的态度。

吉尔伯特（Gilbert，2007）指出，来访者常常会对自己持有一种自我批评的、自我攻击的、自我贬低的态度，而不是一种关心的、积极关注的态度。它是一种自我对自我的关系形式，"自我的一部分批评、指责、谴责或者甚至讨厌自我"（Gilbert，2007，p. 138）。这些自我攻击的态度与许多心理问题相关。

因此很显然，咨询师的无条件积极关注态度对来访者来说是极其重要的，我们的确很难想象，如果没有它，来访者如何能够成为自己的咨询师。

在这一基本指南的中间阶段中，有一种干预就是专门用于帮助来访者，使其作为一名来访者去挑战负面的核心信念，并将其转变成无条件的、自我接纳的信念（此处我们将其等同于罗杰斯的无条件积极关注概念）。我们之所以建议把评估改变选项作为首先要解决的问题之一，其中一个原因就是在咨询中，这种无条件积极关注的态度非常重要。

然而，咨询师可以在介绍无条件积极关注时告诉来访者，为了成为自己的咨询师，这是他需要具备的咨询师角色的一个方面。比起对核心信念进行辩论这一更需要智力的任务，对于来访者而言，像这样将无条件积极关注转变为某个特定角色的一种具体行为，往往会更容易完成，并且它在咨询过程的早期也更容易被来访者采纳。

在咨询即将终止时，咨询师在很大程度上应当是"多余的"，因为咨询师只对来访者的请求作出反应，或者只有当来访者出现明显错误时，才进行干预。

行动总结

1. 通过问答法的提问形式，咨询师指导来访者去探索和思考：咨询师角色的哪些具体方面有助于正式咨询终止之后，他能够自己应对挫折。

2. 不管来访者提出什么建议，咨询师都要以此为基础，但是要引导其认识到上文简介中所回顾的三个方面：学会并牢记方法和技术、获得解决问题的咨询师心态，以及采纳关心和同情的咨询师态度。

3. 咨询师请来访者明确说出如何实现这三个方面中的每一个。例如，他需要怎么做才能够学会并牢记方法和技术、具备并表现出解决问题的心态，最重要的是，来访者本人采纳并表现出关心和同情的态度。对于可能妨碍来访者获得以上三方面咨询师角色和心态的任何问题，来访者和咨询师也探索了解决之道。

任务 20　为咨询终止后的挫折作准备——一般问题

简介

一旦来访者尽其所能，已经准备好了成为自己的咨询师，那么下一个任务就是将其本人作为咨询师而非来访者，来评估他如何设想"咨询终止后的生活"。在终止阶段的一次会面中，日程安排上应该包括以下主要条目，即请来访者扮演咨询师的角色，使其作为一名咨询师而非来访者来"彻底地思考"各种问题。当来访者进行这种练习时，"真正的"咨询师要像面对实习生那样进行指导，包括评价、强化、纠正以及给出其他替代选择的建议。为了进一步对这些问题进行说明，我们提出了以下这些一般问题，其中比较了咨询师的观点与来访者可能会出现的错误观点。

● 康复的分裂观相对于连续观。来访者认为自己必须保持完美的状态，因为即使最轻微的挫折也将不可避免地导致旧病完全复发和灾难性的后果。来访者的信念反映了这种全或无的态度："我绝对必须保持完美的状态。如果我感到沮丧或焦虑，那么就将是彻底的灾难，绝对令人无法忍受，并且我将永远注定要失败。"作为咨询师的来访者则预期自己的状态**将会**有起伏，逆境和消极情绪是常有的事，并且"它们虽然很糟糕，但却从来并不真正可怕，而且虽然令人难以忍受，但是我可以忍受并应对它们"。

● 康复的不可预测观相对于可预测观。来访者觉得复发是完全不可预测、无法避免的。作为咨询师的来访者认为问题通常是可以预测的，会有一些预警信号和高危的情境行为，因此，大多数问题可以通过提前计划得到预防或"防患于未然"。

● 自我的无助观相对于能力观。来访者认为自己在问题面前束手无策，如果没有咨询师或类似"医生"的拯救，自己会失败。作为咨询师的来访者知道，现在自己已经掌握了解决大多数问题的知识和技巧。

● 无价值或糟糕的自我观相对于无条件积极关注的来访者自我观。来访者具有非常消极的核心信念，比如自己是毫无价值的或糟糕的，因此努力毫无意义，或者自己不配做得更好。作为咨询师的来访者对作为来访者的自己给予了无条件积极关注（或无条件自我接纳），因此值得受到无条件关注和尊重。

在回顾了这些问题之后，咨询师用想象中的挫折对来访者进行"测试"，并要求来访者作为咨询师，说出自己将如何运用咨询师的思维来处理它们。

行动总结

1. 咨询师请来访者"作为咨询师"，彻底地思考可能导致其作为来访者而深感挫折的一些问题。

2. 通过设想中的问题，咨询师对来访者进行测试，并在整个练习过程中给予指导。

案例

琼和布莱恩讨论了可能导致来访者产生挫折感的一些问题，它们是来访者作为咨询师所必须熟知的，其中包括简介中回顾的四个问题以及上文总结的问题。

咨询师：好的，布莱恩，在咨询最终结束之前，我们必须肯定，如果问题再次出现的话，你知道如何处理它们——你可能还会出现失误甚至是旧病复发，你还是会害怕作报告，或者把它泛化到你的日常社会生活中，例如发表自己的看法，和他人谈话，以及其他类似的积极或消极的发言。换句话说，你如何成为自己的咨询师，而不是又回来找咨询师呢？

来访者：我需要知道怎样去解决问题。

咨询师：好的，还有别的吗？

来访者：解决问题的心态，以及把我作为自己的来访者而需要有的关心和同情的态度。

咨询师：是的，所以现在我们假设你已经具备了咨询师的这些特点（或者说一直都具备了大部分特点，只是没有使用它们），我们来复习一下，如果问题出现了，在实践中你需要做些什么。所以想象一下，你在某天早晨醒来，问题还是像往常一样那么糟糕。

来访者：我会尽量不去想这是场灾难，因为这样想会让我感到沮丧，什么也不做，只会借酒浇愁，而结果就是导致情况会变得更糟糕。所以我要坚持咨询师的心态，事情总是会有起伏的，没那么糟糕，我能忍受和面对它。然后，我以一种更好的精神状态，针对问题采取一些行动。

咨询师：好的，现在设想一下你独自坐在家里，知道自己想要逃避下一次报告，这时你知道自己大学生涯的失败是不可避免的。

来访者：作为一个来访者，我很容易陷入那种情境中。但是如果我把自己当成咨询师的话，我就可以提前进行计划，我知道这些迹象会出现，我知道自己什么时候会开始情绪低落，我可以把它消灭在萌芽状态，并且确保这些晚上我不待在家里。

咨询师：好的。这一次你变得很焦虑，你不再有咨询师了，并且你在想，就是这样，事情又回到了原点，面对自己的恐慌，你束手无策。

来访者：我确实常常是这么想的，但作为自己的咨询师，我会说你知道该做些什么，找出那些偏差信念，进行现实的思考，使用理性情绪意象进行想象预演，对着镜子进行练习，不做出寻求安全的行为，找一位朋友进行练习，等等——这些技术我都已经学会了，也知道怎么运用它们。

咨询师：很好。但是你突然想起来，自己就是一个一无是处的废物，无论如何也不配得到别人的关注。

来访者：是的，有时候我的确会像那样想，但是作为咨询师，我关心这一个"我"，我重视"我"，并且仅仅是对自己持有这种态度，就会让我重新获得力量。

咨询师：即使是那些自动产生的自我贬低信念非常强烈时，你也依然可以保持这种想法吗？

来访者：把自己当作咨询师会更容易抵制这些自我贬低的信念，它给了我一个具体角色，使自己可以坚持扮演下去。

终止阶段——指导来访
者成为自己的咨询师

任务 21　来访者最后时刻的终止问题

简介　　　　　　　　　　　　尽管已经为终止咨询作好了充分

准备，并且来访者也接受了指导，

知道如何成为自己的咨询师，然而他们仍然可能在最后一刻——

也许在倒数第二次，甚至最后一次会面中，提出与终止咨询有关

的问题。在本任务中，我们讨论了其中一些最后会出现的焦虑，

建议咨询师仅同意在特殊情况下与来访者进行有限的后续会面，

以巩固其自我帮助和对来访者作为咨询师的指导。如果在这个过

程中的确出现了危机，那么咨询师可以同意对现状进行回顾，并

且要么安排新的会面，要么将来访者转诊给治疗这类相应问题的

同事或其他服务机构。

在终止阶段，来访者可能会提出各种各样的问题。这些问题包括：

- 担心自己无法解决问题，需要咨询师进一步给予指导和支持。

- 故态复萌，而自己学会的方法似乎不起作用。

- 出现了新的问题，而自己尚未作好准备。

- 自己没有他人可以求助。

- 在咨询终止时，感到自己被遗弃和拒绝。

- 自己"被困住了"，没有获得任何进步。

- 自己面临着真正的危机，感到极度焦虑或抑郁，可能会自杀。

大多数情况下，问题能够通过认知行为咨询而得到解决，这时来

访者作为咨询师而完成评估、界定和自我干预的任务，并且在咨

询师的指导下，来访者在咨询终止前学会了采纳咨询师的态度。大多数情况下的指导过程都相当类似，所以我们只选择了以下两例来对这一过程进行说明。在这些例子中，来访者提出了一个最后时刻的问题，请求继续进行认知行为咨询，让咨询师重新主导咨询。

来访者逃避行为任务

设想一下，有位来访者坚持认为自己仍然需要进行认知行为咨询会面，由于他仍然出于逃避而没有取得进展，因此认知行为咨询对他还没有产生效果。例如，假设我们案例中的布莱恩仍然不敢在主考人面前作报告，或者主动进行社交活动。

咨询师提醒自己不要**作为**咨询师而主导咨询，**并且**提醒来访者这时其角色是自己的咨询师，他应当采取咨询师的"心态"来面对这个问题。因此，在扮演指导者的角色时，咨询师要求来访者试着去解释，是什么导致其仍然想逃避，然后要求他通过家庭作业来设计一种干预方法，这有助于来访者解决这个问题。

在该任务中，指导来访者如何成为咨询师时，咨询师要在头脑中记住自己对于问题的有效推测及其解决方法，并根据这些想法，通过问答法提问对来访者进行指导。咨询师推测如下：

• 她猜想，每次当来访者试图面对，甚至想去面对逆境时，他就又会感到痛苦并想要回避。在这种心理状态下，新想法和作为咨询师的心态就变得"无影无踪"，负性自动思维和依赖的来访者心态又回来了。

- 她推测，需要使来访者暴露于不使用安全行为的回避情境中，以驳斥其功能失调的推论，并且使用其真正重要的替代性自我接纳信念。例如，需要将害怕被拒绝的来访者暴露于其推断中的拒绝情境，以驳斥其拒绝推论，并练习脱离自我谴责的信念，接受新的自我接纳的信念，即便他已经如此。

- 她知道对于来访者而言，重要的是要在不良事件情境中，曾有过认知重构的实际经验。只有运用这种方法，他才能够从情感上接受新信念，而不仅仅是从理性上认识到新信念："别人不会批评我，即使他们批评我，我也仍然能够接纳自己。"

咨询师通过自己的推测，对来访者循循善诱，指导其作为咨询师来对干预进行界定并制订相关计划，这样来访者不仅得到了"治疗"，而且也自主设计了干预计划，为终止咨询之后照顾自己作好了准备。

来访者仍然逃避行为任务

设想一下，尽管来访者已经接受了以上指导，但是却抱怨说自己仍然不可自拔地想要逃避那些关键的可怕事件，并且此刻正处于"危机状态"。这一问题的关键之处——而此时咨询师也许会深感挫败！——就在于不适难以容忍信念相对于不适容忍信念（在理性情绪行为疗法中也称为低耐挫信念相对于高耐挫信念）之间的区别。

咨询师要坚持给予指导而非重新控制会面，可以再次请来访者解释一下，是什么导致自己依然想逃避，并请来访者在完成家庭作业时再次设计干预计划，这将有助于他克服这个问题。

与之前一样，咨询师根据自己的推测来确定指导策略。

• 这一次她猜想，当面对可怕事件时，高焦虑引发了不适难以容忍信念和／或灾难性信念，这可能会导致自动思维，例如"我忍受不了这么高的焦虑"或"我应对不了"或"这绝对太可怕了"，而所有这些信念都夸大了不适，并导致一种自动的元水平自我指示，即不执行任务。

• 咨询师知道，根据理性情绪行为疗法理论，难以忍受的不适是基于错误的想法："生活一定是容易的（或者没有如此艰难），并且称心如意。如果不是的话，那就很可怕，我无法忍受。"她知道难以忍受的不适是一种更深层形式的苛求，我们在第7章中曾经指出这种苛求也是一种评估。不适难以容忍思维的一个结果就是，完成任何令人焦虑的任务不仅变得困难，而且也不可能："我不能身处那种情境。我会焦虑。我一定不能焦虑。它太糟糕了。我无法忍受。"这种信念夸大了体验到的或预期中的情绪强度。

• 来访者作为咨询师，需要明确自己的不适难以容忍信念，挑战它，摆脱它，代之以替代性的不适容忍信念，用理性情绪意象进行预演，等等。这会使来访者的曝光任务变得更容易。

• 咨询师还猜想，想回避问题，显然无法应对困难这一挫折自动引发了来访者的不适以及难以容忍和灾难性信念，并且将挫折夸大为彻底的复发和危机。因此来访者需要运用替代思维来应对挫折。

尽管来访者遇到了挫折，咨询师仍然要坚持扮演指导者的角色，并示范有效咨询的另一个特性——高不适容忍!

行动总结

1. 提醒自己不要作为咨询师而控制局面，**并且**提醒来访者继续扮演咨询师的角色，提醒他需要采纳与该问题相关的咨询师"心态"。

2. 请来访者完成一个任务，即试着解释是什么导致了自己仍然回避问题，然后在家庭作业中设计一个干预计划，这有助于来访者克服该问题。

3. 在脑海中构想，你将如何对这个问题进行评估、界定和干预，然后在这些任务中运用这些想法来指导作为咨询师的来访者，确保他包括了必要的成分，尤其是行为作业。

4. 如果来访者出现了一次挫折或"旧病复发"，那么结合新的问题，重复进行步骤1、2和3。

5. 确定来访者知道，在咨询终止后，如果这些问题再次出现而没有咨询师可以求助，那么自己知道应该怎么做。

6. 如果必要的话，大约在3个月和6个月的时候，可以安排一两次会面，但是要谨慎、有针对性，其目的在于促进来访者的自助，进一步指导来访者如何成为自己的咨询师，而不是重新开始常规咨询。

案例

来访者：很惭愧，我还是无法面对考官，甚至无法让自己在社交场合采取主动。我真的还需要再接受咨询。我

还是应付不了。

咨询师：看来你不想很快终止咨询，想让我再次主导咨询。

来访者：嗯，是的。

咨询师：如果我们保持这种新关系，我是督导师你是咨询师，也没什么不好。

来访者：哦，是的，我都快忘了。

咨询师：那么作为督导师，我来问你，在你看来，是什么导致你仍然回避这些情境，你可以做些什么来克服这个问题呢？——可以想想你已经学会的会面和步骤。

（然后琼对布莱恩进行了指导，帮助他彻底想清楚了问题，并提出了有助于克服其问题的干预。她运用了以上简介中所概述的知识和推测。）

咨询师：在我看来，你对问题进行了很好的界定，并且现在你知道自己下周该怎么做了。

来访者：是的，我觉得自己更能够掌控了，实际上，我自己已经彻底想清楚了这个问题，并且给自己布置了家庭作业——当然是在你的帮助下。下周我会有个报告，所以我一定会以我们认同的方式来作报告。

咨询师：（一周后，在最后一次或倒数第二次会面中）布莱恩，感觉怎么样？

来访者：糟透了。一切又回到了起点。我想我应付不了。

咨询师：发生了什么事情吗？

来访者：我尽可能给自己打气，可我就是做不到，我打了退堂鼓。他们说我可以推迟到下周再作报告，可是我知道自己办不到。

咨询师：你还想让我继续指导你，怎么做自己的咨询师，是吗？

来访者：如果你觉得这样有用的话。

咨询师：呃，你认为这次作报告打退堂鼓的原因是什么呢？我可以提醒你一下，记住（并且看看你的笔记）两种重要的评估信念，这两种信念可能被你的恐慌情绪自动引发出来了，而且它们还没有发生改变，它们就是你的不适难以容忍信念和灾难性信念。

布莱恩认识到，自己具有这些自动的想法，而之前却并未意识到它们及其力量，现在他已经能够根据先前会面中的学习，对界定进行重构，并解释新出现的挫折。他还设计了新的家庭作业，运用意象预演对这些信念进行重构，而意象预演涉及了他现在已经知道的、在自己担忧和思考时会闯入脑海的那些情绪。

第 2 部分

认知行为咨询
在情绪问题中的应用

第 12 章

焦虑

认知行为咨询在常见情绪问题中的应用

简介 在以上基本指南中，我们已经介绍了如何将认知行为咨询模型运用于实践，现在就来谈谈如何将该模型应用于特定的临床问题。尽管并未涉及全部细节，但是我们将解决一些更常见的情绪问题，并演示如何将当前思考融入认知行为咨询模型中。对于每个问题，我们都会给出模型中的关键要素、一个 ABC 举例，以及认知行为咨询的核心治疗目标。在以下几章中，我们采用理性情绪行为疗法的视角，对更广阔范围内的情绪问题进行了讨论，除了焦虑和抑郁，我们还涉及了愤怒、伤害、嫉妒、羞愧和内疚，而常见的认知行为疗法指南涉及的范围一般不会如此之广。并非所有这些都有诊断标准（例如，美国的《精神障碍诊断与统计手册 Ⅳ 》），然而在整个临床实践工作和各种诊断类别中，它们都是常见问题。

焦虑

焦虑问题及其相关障碍是来访者最常现的问题之一，根据世界卫生组织等各种机构的数据，它在所有精神障碍中最为常见。事实上，焦虑障碍的性质根据诊断目录不同而不同，恐惧症、恐怖性障碍伴/不伴广场恐怖、社交焦虑、健康焦虑、创伤后应激障碍、强迫症、广泛性焦虑症，这些焦虑障碍各不相同。从贝克和埃默里（Beck & Emery, 1985）第一次运用该方法综合治疗焦虑，到从业者提出对特定诊断的干预（例如 Wells, 1997），再到第18章中所论及的最新发展（例如 Butler et al, 2008），在所有障碍中，运用认知行为疗法治疗焦虑获得了最快速的发展。然而，在本段引文中，我们重点介绍了在保留模型核心元素的同时，如何跨诊断性地将整合的认知行为咨询模型运用于一系列与焦虑相关的问题。

认知行为咨询模型的关键元素

焦虑 ABC 模型中的 C

对焦虑感受本身的描述几乎总是令人明显感到不适的。它通常涉及心率增加、呼吸急促、思绪翻腾以及血压变化。在触发抗争或逃跑反应时，这样的变化是必需的。然而，大多数焦虑问题很少需要我们采用逃跑的解决办法。焦虑体验浓缩了一组自我挫败的独特行为倾向。

混合于焦虑中的一种主要行为倾向是逃避。逃避可以有多种形式，但是其主要特征表现为在行为、认知和情绪上对威胁的一种回避和逃离。当个体事实上逃避使其感到焦虑的事件时，逃避行为就会发生。例如，如果来访者对在众人面前作报告感到焦虑，那么就会尽一切努力，避免任何时候在众人面前发言，无论这样是否会对其学业或事业产生负面影响。同样，害怕遭到拒绝的来访者会避免可能遭到拒绝的关系。如果即将到来的威胁事实上难以避免，并且在此期间他们尽力不去想它时，认知逃避通常就会出现。情绪逃避是指个体通过各种方式，试图避免焦虑带来的不适，如再三寻求保证、分散注意力、放松策略、滥用酒精或非法药物。情绪逃避在健康焦虑和恐慌症中也较为常见，它是一种维持策略。个体常常会同时使用这些不同类型的逃避，并由此发展出一系列策略，以在面临威胁时确保自身安全。这些策略通常称为安全寻求行为，尽管它们可能并非全部都是外显的行为。

焦虑会对认知产生许多影响。其中包括暂时性心理凝滞（例如张口结舌、目瞪口呆或思维混乱）、对未来威胁的高度警觉，以及需要确保自身安全以减少焦虑。在这些认知影响中，确保安全的需要与逃避行为密切相关，个体努力确认自己会逃过威胁，或者至少威胁不会对自己产生负面后果。

咨询师不仅要询问来访者的焦虑感受如何，而且还要如基本指南所述，询问其焦虑体验所呈现的行为倾向。也许来访者并没有意识到自己的行为冲动，然而在对焦虑事例进行回顾时，咨询师要牢记逃避的各种类型，并围绕来访者如何试图逃避焦虑感受而发起讨论。

焦虑 ABC 模型中的 A

在所有形式的焦虑中，其主要困境就是某事件将要发生，无论其短期和中期的发生概率有多小。焦虑带来的困境表现为对个体的人身、人际关系或情绪的安全产生了威胁。

• 在来访者对事件的描述中，人身威胁通常较为明显，比如面临某种形式的真实存在的危险。

• 人际关系威胁是那些可能会影响我们人际关系状况的威胁，比如遭到所爱之人拒绝的威胁。

• 在情绪威胁中，焦虑感（或者其他情绪问题）本身就令人感到恐惧，比如对变得焦虑而感到焦虑（或者感到羞愧、愤怒或沮丧等）。情绪威胁包含两个主要元素。首先，来访者可能会对以后的不适或情绪痛苦（对不适的预期恐惧）而感到担忧。其次，来访者可能会进行情绪推理，认为自己感到焦虑证明其正处于危险之中，并在持续的恶性循环中变得更加焦虑。

焦虑也是一种常见的元情绪问题。我们常常会遇到来访者预期自己的一系列行为会导致羞愧、内疚、沮丧、伤害或愤怒。认知行为咨询对此进行了重要区别。个体的确会对自己可能产生的健康或不健康的负面情绪体验而感到担忧。这时，我们会发现 A 中的一种预期情绪（或状态）。在这种情况下，咨询师需要同时解决来访者的元焦虑及其预期中的情绪问题。

因此，在确定焦虑相关问题的 A 时，咨询师应当倾听并寻找对来访者（或重要他人）产生了某种威胁的主题或事件。这些威胁可能看上去发生概率极低，甚至根本不可能发生，然而，对于此刻正深感焦虑的来访者而言，威胁的的确确是真实存在的，所以咨询师要警觉，不要忽略了来访者的恐惧。

焦虑 ABC 模型中的 B

推论

正如上文所言，焦虑几乎总是与被视为威胁的未来事件有关，并且这在来访者的信念系统中以特定形式存在。推论通常是指对眼前、短期或中期的未来事件进行某种形式的预测。因此，推论的常见形式是"我（或他们或它）会……"。这些认知是推论性的，因为它们要么正确，要么错误。我们大多数人尤其担忧会对自己产生威胁的那些方面。例如，对公开作报告感到焦虑的来访者通常会预测，观众会发现自己不知所云，或者自己没有达到某种个人标准或准则。

评估

焦虑时作出的评估一般与灾难有关，个体无法忍受这种体验和消极的自我评估。当大多数人谈到引发其焦虑的推论时，都会不由自主地认为，如果要减少自己的焦虑，那么该恐惧事件就不能发生。如果一位男性来访者对约会女性（A）感到焦虑，那么他就会推断或预测，自己接近的任何女性都会拒绝他的邀请，或者认为自己愚蠢、毫无魅力。然而，导致焦虑的可能不仅仅是这些推论，为了使自己对此产生焦虑，他需要将该体验评估为糟糕的（尽管推论中的内隐评估已经给出了这样的消极论断）。这时，对于遭到拒绝的预期，他将其评估为可怕的、无法忍受的，因而证明了自己毫无个人魅力。正是由于对推论的这种评估，来访者表现出了焦虑并避免接近女性，尽管他内心渴望约会。此时所产生的推论和评估几乎是自动的、瞬间的，因此来访者几乎无法觉察到它们。我们通常把这种体验称为思感融合。

因此，咨询师需要仔细倾听以预言形式出现的、基于未来的推论，仔细倾听对灾难、不可忍受性和消极自我界定的评估。这需要咨询师集中运用问答法形式的问题，并且还要注意进行更多的提问和辩论（表12.1）。

ABC 举例

A	B	C
即将进行的求职面试	我会表现不佳，他们会认为我很愚蠢（推论） 这很可怕（评估） 我会无法忍受（评估） 这会证明我很愚蠢（评估）	焦虑 尽量不去想它（并且不进行充分的准备） 试图再次确认面试会进展顺利 非常不想参加面试并且失去了工作机会

表 12.1

认知行为咨询中焦虑的核心治疗目标

运用行为疗法治疗焦虑相关问题的文献相当多。通常,治疗师会运用这些方法使来访者暴露在更高强度的威胁之下,从而习惯威胁,并因此随着时间的推移而不再感到焦虑。然而,尽管这些方法可能会有效,但是只有当来访者理解了基本原理,并且准备好了去承担较大风险、面对自己的恐惧时,才能使用这些方法。

咨询师要考虑的第一个问题是,帮助来访者产生哪种感受以取代焦虑。一般而言,来访者希望消除让自己感到非常不适的焦虑就好了。有时候来访者想减轻对威胁的焦虑感。在与来访者共同解决焦虑问题时,咨询师要面临许多挑战,而这就是第一个挑战。咨询师需要帮助来访者靠近威胁,而不是逃避它。焦虑,即便是微弱的焦虑,也会融合于逃避的行为倾向中。所以,即使来访者仅仅对威胁感到了一丝焦虑,他们也会产生想要继续逃避焦虑的冲动。漠不关心不仅无法激励来访者靠近威胁或建设性地去应对它,而且显然还可能会对其造成伤害。设想一下,你即将参加求职面试,但却对他人对自己的看法漠不关心:最好的情况是你很超然,最糟的情况则是你很傲慢,然而二者都无助于你获得工作。咨询师需要帮助来访者确定一个健康的替代选择,以取代焦虑,并将此作为咨询的目标。一些来访者喜欢使用"担心的""紧张的"或"担忧的"这类词语。在确定目标时,咨询师需要进行核查的是,感情确实不会导致逃避或其他安全行为。大多数来访者都能将担忧情绪作为一个健康的目标。担忧的潜在含义就是更建设性地应对威胁。如果你将要参加求职面试，并担心自己是否会给他人留下好印象，那么这自然会促使你试图展现出自己最好的（和最准确的）一面。

在设定目标时，咨询师要帮助来访者认识到其逃避策略（和安全行为）是于事无益的。如果来访者焦虑于某威胁可能带来的负面后果，而该威胁又伴随着他所希望的某个机会（如约会邀请、求职面试、体检），那么重要的是，咨询师要强调来访者的逃避策略与其预期目标是背道而驰的。如果来访者感知到的威胁对其毫无吸引力，或者毫无带来奖励的内在可能性（或者达到一个更广泛的目标），如恐惧症，那么咨询师可以帮助来访者认识到逃避行为对其生活其他方面的影响。

与来访者共同确立了目标之后，接下来咨询师就需要帮助来访者挑战使其产生焦虑的思维模式。此时，虽然可以直接对推论或预测进行质疑，但是这样做通常较为棘手。之所以棘手是因为未来尚未发生，并且只要推论有一丝可能变为现实，无论这种可能性有多小，来访者就可能依然会感到焦虑。因此，在解决推论之前，最好首先对评估进行挑战。咨询师可以对灾难、低耐挫性以及消极的自我评估进行质疑。咨询师要帮助来访者发现，即使遭到了心仪女性、面试小组或者观众的拒绝，那也根本不是什么灾难性的、令人无法忍受的，或者并不能表明自己一无是处。

第13章

抑郁

抑郁是一种极端沮丧或忧郁的精神病理学状态，其特点是绝望的情绪。大多数人都认可抑郁的这一词典释义。在各种疾病分类学体系中，例如美国的《精神障碍诊断与统计手册 IV》中当然对其给出了更全面的诊断定义，其中涵盖了身体的、动机的、认知的、情绪的以及行为的特征。然而，我们认为词典释义捕捉到了抑郁的核心体验，并且它也是认知行为咨询关注的焦点——抑郁是不健康的情绪问题，我们认为它与悲伤不同，后者是对情绪的健康替代选择。

就抑郁症的诊断而言，在西方国家中，其患病率要高于其他任何一种情绪障碍，数据明确表明，在过去 6 个月中，每 5 ~ 6 人中就有一人被诊断为患有抑郁症。它同样也很危险，对于被诊断为重度抑郁症的个体而言，其终生自杀风险高达 6%。

它可能是最广为人知、最受研究者关注的情绪障碍，早在 20 世纪 60 年代，研究者就已经提出了认知模型（c. f. Beck,

1967），它也是贝克的认知疗法（Beck et al, 1979）旨在解决的第一种心理障碍，并且自此以后已经获得了重要的新发展（第 18 章）。时至今日，抑郁所特有的消极思维被认为仅仅是一种潜在的生物困扰症状，如果这一潜在问题得到了解决，那么消极思维就会消失。基于艾利斯（1963）的工作，贝克认为这一因果顺序可能颠倒了，是消极思维导致了抑郁以及综合征的其他症状和体征，并且 / 或者使其一直存在。

围绕失去这一核心感受，贝克发展出了自己的抑郁认知模型。该模型包括三个概念。第一个是认知三角，它包括消极的自我观（有缺陷的、不足的或者被剥夺权利的，并由此认为自己不受欢迎、毫无价值）、消极的世界观（对消极信息的选择性注意），以及对未来的消极态度（悲观、绝望）。第二个是图式概念，通过图式，个体以一种有偏差的、消极扭曲的方式选择性地参与和解释情境。第三个是错误的认知加工（武断推论、选择性概括等），这些偏差推论会一直存在，尽管证据表明它们是错误的。

虽然我们的抑郁认知行为咨询模型是基于贝克的模型，但是也借鉴了联系情绪行为疗法的一些概念。例如，我们认为如果来访者仍然**感到**抑郁，并且在治疗结束时其行为方式仍然倾向于自我挫败的，那么帮助来访者减少抑郁也许就是效果不佳甚至无效的。因此，我们的目标是帮助来访者在面对真正的失去时体验到悲伤——抑郁的健康变体。尽管有时候它们同样都令人不适，但是悲伤会促使我们解决所面临的问题，或者如果无法改变的话就接受现实，而不是通过退缩来逃避问题的解决，实际上退缩会出现在任何程度的抑郁症中。

认知行为咨询模型的关键元素

抑郁症 ABC 模型中的 C

对抑郁感受的描述常常是情绪低落、消极被动、快乐体验的减少，以及倾向于退出社会关系和日常活动。情绪低落感可能是长期的、普遍的和不可避免的，个体似乎正在被情绪体验所吞噬。在其他情况下，它可能体验为一种情绪麻木感，一种虚无感。

与抑郁有关的主要行为倾向是退缩。在最严重的长期抑郁中，其退缩特点通常表现为在面对更有意义的活动时，出现一种行为的、实际的退缩。这种行为退缩在本质上是自我挫败的，因为个体使自己无法参与感受其他活动和体验，不太可能获得愉快体验，或者不太可能有机会感受到其他情绪，除了此刻正深陷其中的抑郁。随后，个体会倾向于继续关注令人抑郁的事件及其抑郁的思维和信念。因此，个体会深陷于行为退缩，并进一步陷入抑郁体验和思维的恶性循环中。

退缩也可能发生在认知和情感水平上。在认知退缩中，个体将自己沉浸于抑郁思维方式中无法自拔。这样，他们获得其他感受的机会就会变得更少，并且会通过消极的眼光来看待世界。久而久之，认知退缩就会影响其一般认知能力，也许会使他们只关注自己，并削弱他们思考其他主题或经验的能力。认知退缩是自我挫败的，因为个体无法接受相关证据，并以此来对抗自己的抑郁思维方式。情感退缩是来自于个体情绪本身的退缩。有人将这种情感退缩描述为"关闭"体验或"切断"自己的情绪反应。同样，它也是自我挫败的，因为个体很可能需要体验某种程度的情绪痛苦或不适，以促使自己解决问题。情感退缩不过是引发了个体的惰性。

抑郁导致的主要认知结果就是要么认为自己无可救药，要么认为前景黑暗绝望。与艾利斯（Ellis，1974）一样，我们认为这些认知结果直接源自个体的评估信念，即 ABC 模型中的 B。例如，抑郁个体的一种常见评估是"我是个失败者"（或者糟糕透顶、一无是处）。随后个体会感受到抑郁的影响（ABC 模型中的 C），所以毫不奇怪，自我谴责的评估会导致个体得出结论：认为自己无可救药，或者未来毫无希望。如果我们真的相信自己是失败者，那么这就意味着我们永远无法获得成功，因此个体通过其评估得出了结论，认为自己是无可救药的、毫无希望的。

抑郁症 ABC 模型中的 A

在抑郁症来访者的治疗过程中，最常见的问题是失去和失败。这两者可能是实际经验、对实际经验的记忆、与以往失去或失败相关的意象，或是对经验的反思，在反思中个体认为自己失去了什么或遭受了失败。

在抑郁症来访者的治疗过程中，当咨询师倾听ABC模型中的A主题时，需要格外注意的是，失去并不一定在客观上是重大的，比如爱人离世。实际的失去也可能与结束一段关系，失去工作、能力或机会有关。同样，当来访者回顾、回忆起或重现与以往的失去有关的意象时，这种失去可能在起初并不明显。对于来访者而言，自己的确曾经失去过，这就是事实，因此咨询师的任务就是帮助来访者认识到，失去是如何使自己感到抑郁的。

并非所有导致了抑郁问题的失败都会显而易见地呈现在来访者或咨询师眼前。有时候，现实中所发生的失败是显而易见的，如未通过考试、一段恋情结束或工作受挫。然而，有时候失败（或对失败的记忆、回顾或意象）是非常难以觉察的。我们发现，最难以觉察的失败形式通常与未能实现个人目标有关。只要个体并不觉得自己对失败负有责任，那么这就会导致抑郁。当来访者觉得错在自己时，虽然他可能会将这种情绪称为抑郁，然而它却更有可能与羞愧或内疚有关。有些来访者受到他人的不友好对待之后，会报告说感到抑郁，如遭到心仪者的拒绝。这时，重要的是弄清楚个体是否认为自己不应遭到拒绝，如果的确如此，那么将情绪问题理解为伤害而非抑郁则会更好。

也许正因为与抑郁相关的A主要是失去和失败，因此不足为奇的是，在很多情况下，抑郁本身就是其他情绪问题的新A。如果个体由于自己以往的失败而感到抑郁，那么就会继续表现得似乎自己已经失败了。反过来，他们又会反思这组新的失败，并因此对于自己曾感到抑郁而抑郁。实际上，往往会出现复杂的 ABC 循环，而它们与作为一种元情绪的抑郁有关。

抑郁症 ABC 模型中的 B　　　推论

贝克（Beck，1976）将最初启动了导致抑郁的认知加工的推论（或想法）称为负性自动思维和功能失调的（或有条件的）假设。负性自动思维，正如贝克所述，主要是关于什么在个体的经验中是显著的负面推论。与焦虑时的推论不同，抑郁时的这些推论几乎总是与过去或当下的经验有关。

　　鉴于抑郁的 A 通常与失去或失败的经验有关，因此作出的初步推论也与这些主题有关。这些推论并未依据已有的信息资料，而是误导（或过滤）了个体的知觉，从而使个体感知到的主要都是经验的消极面。这些推论也会被扭曲，比如通过夸大（参见第5章），例如"我总是失败"或"这总发生在我身上"。正如前文所述，在认知行为咨询中，当个体并不觉得自己对失去或失败负有责任时（如果个体的确觉得错在自己，其结果则更可能是羞愧或内疚），我们认为就会出现抑郁。由于自己并不负有责任，那么个体就会得出推论，认为自己无力改变其经验，例如"我对此无能为力"。在自艾自怜式的抑郁中，个体会得出推论，认为自己遭受了不公平对待，例如"为什么是我？这不公平"。

评估

对抑郁时所作出的推论进行评估实际上会导致个体陷入抑郁的情绪反应。抑郁时的核心评估之一是自我谴责的评估。这时，凭借某种经验或一系列经验或者重要他人所告知的内容，个体以偏概全地对自己得出某种结论。例如，某人因为失去（遭到拒绝）爱人而陷入抑郁。最初他会得出以下推论，诸如"我总是事事不顺，他们不爱我"，随后他会从自己作为一个人所具有的存在价值和是否值得被爱出发，而对这一经验进行更进一步的评估，并得出结论，认为"我一无是处"或"我不值得被爱"。因此，尽管他们不相信自己对失去或失败负有责任，但是他们会谴责自己成为了经验的受害者。个体所感知到的这种评估不仅强烈，而且无法控制，它有力地促进了抑郁这一功能失调情绪的形成。

抑郁中的个体作出的第二种常见评估是认为自己的处境令人无法忍受。在经历过事件并作出负面推论之后，个体随后会认为自己的体验令人无法忍受。当抑郁是一种元情绪时，这尤为常见。在这些情况下，来访者几乎都认为，面对这些体验而自己不感到抑郁，那简直"太难了"。这只不过是以另一种方式在表明，需要改变的情绪痛苦或不适是自己无法忍受的。

在所有的抑郁案例中，同样可能都有一种与关键推论有关的苛求。这种苛求的作用在于将推论坐实，并以一种极端负面的方式对个体在该情境中的表现进行评估。这样的例子包括"这本不应该发生在我身上""我需要被爱"或"我不能失败"。因此，这种苛求为其他评估制订了原则，以供后者符合逻辑地（尽管不健康地）遵循。以失败的推论苛求为例，如果个体认为，在任何情况下，自己都绝不能失败，那么他就已经否定了人性以及自己以前更有效地应对失败的所有经验。在认知行为咨询中，我们认为这种苛求作为生活的一条准则，同样也在幕后运行着，因此，它极大地促使个体作出了那些推论。

因此，在认知行为咨询中，咨询师应当倾听并找出易泛化到其他经验中去的关于失去和失败的推论，并且还要倾听来访者的生活准则（或个人原则），它们构成了对自我的苛求和整体评价，以及身处的情境是如何令其无法忍受（表13.1）。

ABC 举例

A	B	C
面试失败	他们认为我一无是处（推论） 这总是发生在我身上（推论） 我绝不能失败（评估） 我的失败证明了我是个失败者（评估）	抑郁 退缩和放弃 陷入面试的消极方面 得出结论，认为试图再去找工作是毫无意义的（并且无法进一步努力以提高面试表现，甚至不再找工作）

表 13.1

认知行为咨询中抑郁的核心治疗目标

在常见的认知行为疗法文献中，针对抑郁症来访者的重要干预策略之一是鼓励他们变得更加积极主动。其中隐含的逻辑是合理的，因为任何人走出消极状态，更积极地投入生活中以后，无论我们多不情愿，都会不时地发现令人愉快或有益的经历。可是，我们同样也可能会遇到其他易于使自己陷入抑郁的经历。因此，在认知行为咨询中，我们对使用的方法进行了修正。我们认为，使自己陷入抑郁的来访者很有可能会出现行为退缩，这意味着他们发现很难激励自己去尝试其他行为。我们将适时地鼓励来访者变得更加积极主动，但是只有当来访者已经意识到为了实现其目标，自己需要做出新的替代性认知行为时，才会这样做。

在传统的认知行为疗法中，接下来治疗师通常会帮助来访者挑战支持其负性自动思维的证据。例如，如果来访者在遭到忽视或忽略后推断出"没有人喜欢我"，那么咨询师就会鼓励他收集某些人喜欢自己的证据。来访者也许会成功地收集到相关证据，所以这种方法绝对值得一试，然而它并非没有问题。我们认为，遭受几次忽视或忽略本身尚不足以使个体得出"没有人喜欢我"的推论，而驱使个体得出这种推论的是一种潜在的苛求（或原则），其表现形式可能是"为了变得快乐（或至少不抑郁），我需要他人喜欢自己，因此他人必须喜欢我"。因此，遭到忽视的经验导致个体戴着苛求的眼镜来看待忽视自己的那些人，并得出了推论，而这反过来又会导致个体得出推论，认为忽视意味着他人不喜欢自己，并进一步推论出没有人喜欢自己。

因此，在认知行为咨询中，不同于传统的认知行为疗法，我们更愿意在推论之前指导来访者挑战评估。正如前文所述，如果推论源自于苛求（尽管在 ABC 中，关于此刻经验的推论首先被明确了下来），那么有人喜欢自己的证据只会表面上使来访者安心。我们之所以使用了"表面上"这个词，是因为如果来访者依据的生活准则是"为了快乐，我一定要招人喜爱"，那么任何不被喜爱的单一经验都会阻碍其获得快乐，并且他会继续再次使自己陷入抑郁。在寻找自己被他人所爱的证据的过程中，除非来访者极其幸运，否则我们认为，大多数来访者也会找出证据认为他人不爱自己。在认知行为咨询中，我们认为重要的是要首先确定和质疑苛求，因为通过减弱对这种信念的确信水平，可以使个体无法快速地作出同类推论，并在更多的实例中对其不断进行重建。

在介绍如何将认知行为咨询应用于抑郁的核心技术之前，我们首先来看看咨询师需要特别注意的所有问题。除非其情感是完全退缩的（或关闭的），那么在咨询室里，使自己陷入抑郁的来访者可能会表现出高水平的负面情绪。它可能会表现为流泪或明显的自我谴责。我们认为鼓励和允许来访者表达出这些感受是重要的，因为这对于了解潜伏在问题之下的认知极为关键。因此，咨询师需要为这种情绪表达作好准备。通常，当一个人在我们面前哭泣时，我们很难不去伸出援助之手并试图安抚他们。然而，在认知行为疗法中，情绪表达对于来访者而言是重要的，因为这不仅有助于来访者明确自己的想法、信念和行为倾向，还有助于咨询师观察到个体如何作出反应，并且这是使来访者认清其信念的一个理想时机，除此之外，机会难觅。咨询师在给予来访者温暖和安慰时，应当小心谨慎。例如，在自艾自怜的抑郁中，咨询师的安慰实际上可能会使来访者更加觉得自己可怜。同样，当来访者身陷抑郁并认为一切都毫无希望、无可救药时，咨询师在给予共情和同情的同时，应当表现出自己并非与来访者一样，面对问题束手无策。面对严重的或长期抑郁的来访者时，我们不要忘记提醒自己，是来访者本人使其身陷抑郁。尽管来访者可能没有意识到这一点，而且咨询师也不应当开门见山地指出来，但是来访者选择了使自己身陷抑郁来应对困境。我们发现，这种方式有助于咨询师抵御来访者的失败主义和绝望态度的影响。

正如我们在基本指南中所述，抑郁症治疗的早期任务之一是确定一个合适的目标。在回答"对于这个问题，你希望自己有什么感受？"时，大多数来访者可能会立即回答"快乐"或"毫无感觉"。在这种情况下，咨询师需要与来访者共同确定目标。我们发现，如果此时再次提出该问题，并询问来访者，是否感到快乐或没有感觉会对其有益，那么这会有助于治疗的进行。例如，如果个体因为约会遭拒而深陷抑郁，那么对其而言，反思自己的行为、表现、约会活动的选择以及伴侣的选择等，可能都会有所裨益。如果个体感到快乐或毫无感觉，那么就表明他没有进行这些反思，并且永远也不会汲取生活的教训。同样，如果他选择使自己陷入抑郁，那么很可能就会将自己隔离到孤独和绝望之中，并最终发现约会更难获得成功。

这样的例子也适用于那些无法找到任何替代选择的来访者，因为即使是那些常常使自己陷入抑郁的个体也能够帮助他人摆脱抑郁。在某些情况下，我们发现有必要暂时向来访者建议一个情绪目标，通常是悲伤。在某些情况下，我们发现来访者无法区分悲伤和抑郁的含义，不过随后就会发现，使来访者明白这种区别是有益的。它不必在会面中以说教的形式来进行，有很多书籍和电影都描述了处于悲伤或抑郁中的人们，来访者可以从此入手，开始自己的认识和理解。无论咨询师是否选择指导来访者朝向一个合适的目标努力，都要帮助来访者认识到，通过感受自己的情绪目标，会有助于自己更好地克服、接受或以其他方式处理使自己当下身陷抑郁的问题，这一点很重要。

在树立目标之后，咨询师会请来访者说出问题的一个具体事例，以针对来访者对问题的思维和信念，开始苏格拉底式的提问过程[1]。我们认为应当避免提出这类问题，诸如"当事情发生时，你正在想什么？"因为这样可能会使来访者此时此刻从情绪体验中脱

---

1 苏格拉底式的提问过程是以古希腊哲学家苏格拉底创造的方法为基础的一种辩驳。苏格拉底用一系列的质问来盘查人们潜藏的、想当然的假定。发问的目的是帮助我们认识到自己的思维缺乏逻辑，通过审查我们信念当中的逻辑，就可以弄清楚：错在哪里，为什么没有道理，怀疑它们的依据是什么？——编者注

离出来，反而更难以探明自己的想法和信念。在保持情绪体验的情况下，我们可以让来访者仅仅描述自己对问题的感受，然后提出以下这类问题，例如"你对这个怎么看？""其中什么让你感觉最抑郁？""对你来说这相当困难，这是因为……"在提问过程中，咨询师要倾听并发现来访者对失去或失败的推论以及潜在的评估（自我谴责、低耐挫性和苛求）。根据我们的经验，来访者很容易认识到低耐挫性和自我谴责的评估，它们也常常是来访者对事件进行一般性描述时会出现的一个特征。

不过，找出苛求可能会更难。这时对情绪进行分析至关重要。咨询师可以提出一些开放性的问题，询问来访者是否违背了自己的某个生活原则，但是这样可能会使来访者不知如何回答。我们发现，对于大多数来访者而言，直接的问题更为有效，通常我们总会试探性地问道："那应该是怎样的呢？"或者"那什么是不应该发生的呢？"，来访者的回答常常会部分显示出其苛求评估，而咨询师可以向来访者解释和明确这一点。

在治疗抑郁症问题时，如果已经树立了目标，确定了推论和评估，那么咨询师就要帮助来访者找出一些替代性的思维和信念。这很重要，因为对于抑郁的个体而言，产生对情境的替代性观点往往是非常困难的。咨询师要牢记目标，并且可以选择是否帮助来访者寻找替代性观点，或是提出初步建议并获得来访者的反馈。在这个阶段，不要期望来访者会相信替代性的认知，他只会接受它们是一种可供选择的观点。随后，咨询师应当与来访者讨论替代性观点是否能够有助于其实现情绪目标，而这反过来又将有助于更好地处理已经论及的问题（通常是A）。

如前文所述，抑郁症中最常见的评估是苛求、低耐挫性和整体自我评价。要改变这些信念，就需要遵循基本指南中所描述的过程，其中围绕信念（包括功能失调的和功能良好的）的范式、逻辑和证据，对其进行质疑。我们发现，苛求和低耐挫性可以在其他任何问题中进行解决。然而，对于使自己身陷抑郁的个体，其整体自我评价（自我谴责）倾向需要格外引起关注。当然，咨询师可以鼓励来访者接受一种更加自我接纳的观点，并采用现实的、实用的和合乎逻辑的辩论策略，然而，有些来访者会发现自己很容易陷入整体自我评价。在抑郁症中，这变成了一种尤其需要解决的重要评估，因为它在很大程度上导致了无助和绝望的认知结果。此外，根据我们的治疗经验，对于使自己身陷抑郁的来访者而言，这些信念可能是所有信念中最难以改变的。因此，我们下面就来总结一下已发现有效的一些技术。

挑战整体自我评价

整体自我评价是指基于一些武断的标准而重新界定自己。例如，个体可能依据一段恋情的结果、是否成功完成了某项特定重要任务，或者他人如何对待自己来界定自身的价值。在经历过这些之后，依据其内在的个人价值标准，他们认为自己毫无价值。因此，我们发现找出这一元素是有益的。咨询师可以帮助来访者重新建立个体价值的判断标准。在大多数来访者中，它涉及一种或两种行为或者情境的结果。例如，我们赞同维斯勒和维斯勒（Wessler and Wessler，1980）的观点，如果来访者因为失业而认为自己毫无价值，那么我们会首先帮助其认识到，他使用了失业这一情境结果来证明自己毫无价值。接下来，我们会询问来访者是否认识其他失业者。如果不认识，我们会询问他是否认为我们（咨询师）失业了就会突然变得毫无价值。这些讨论的目的在于帮助来访者认识到，他认为（当他使自己身陷抑郁时）仅仅凭借失业就可以界定自己作为一个人的价值。来访者不会依据这样武断的标准来界定其生活中的其他事情。作为人类，我们会将任何事界定为好坏、成败、是否有价值。例如：

> 咨询师：我正在学习弹吉他，我真的很想弹好。这对我来说很重要，因为我一直都想擅长弹奏一种乐器。现在，如果我弹得不好，那这就表明我是一个失败的人吗？
>
> 来访者：不是，但这和我的问题不一样。
>
> 咨询师：你能解释一下为什么不一样吗？
>
> 来访者：嗯，如果你弹得不好，真的没关系。
>
> 咨询师：对我来说，这真的很重要。
>
> 来访者：是的，但是这并不能说明你就是一个失败的人。
>
> 咨询师：嗯，如果我不能把吉他弹好的话，你会怎么看我呢？
>
> 来访者：嗯，你只是弹不好吉他。

> 咨询师：那么，如果在对你而言很重要的某件事情上，你失败了，那你也只是在这件事情上失败了，但不是一个失败的人，对吗？

然后我们可以使用一种自相矛盾的方法。这时，我们会采纳来访者的信念（自己是失败者或毫无价值），并据此进行逻辑推导而得出结论。我们会对来访者说，如果他真的认为自己是一个失败者，那么他为什么会因为失败而使自己陷入抑郁呢？毕竟，狗表现得像狗一样是不会抑郁的。

最后，为了让来访者重新思考自己当下所面临的问题，我们还会指出，人的存在就是一个过程。无数历史事例支持了这一事实，即人能够改变并且的确改变了。我们建议，根据来访者的文化背景和兴趣而举出相应事例，不过这种例子实在太多了，所以相当容易。如果来访者认为不良行为就意味着你是一个不好的（或毫无价值的）人，那么我们就会和他讨论纳尔逊·曼德拉（Nelson Mandela）或其他人，这些人曾被视为恐怖分子或杀人犯，最后却成为了榜样和英雄。如果来访者认为失败使你成为失败者，那么我们就会和他讨论南极探险家斯科特（Scott），他的无畏和勇气一直流传至今。如果来访者认为某人不爱你就意味着你毫无价值，那么我们就会和他讨论理查德·伯顿（Richard Burton）和伊丽莎白·泰勒（Elizabeth Taylor）之间曲折的爱情故事。重点在于，我们不能仅仅依据自己过去或当下的经验，就界定我们的人性，因为我们还有今天、明天和后天，没有人知道未来会如何。

帮助来访者完成了辩论过程之后，咨询师随后的重要任务就是指导来访者制订计划，思考在会面之后，自己打算如何产生不同的感受和行为。这意味着来访者要预演自己的新思维和信念，完成基于意象的作业或行为家庭作业实验和任务，而这些已经在基本指南中有所介绍，具体内容请参见第8章和第9章。

第 14 章

愤怒

通常，人们认为愤怒是冲突、攻击和充满敌意的情绪。然而，对很多人来说，愤怒也是最常见的情绪体验之一（Oatley & Duncan, 1994）。在咨询室里，我们经常会遇到遭受愤怒问题困扰的来访者。并非所有这些来访者都具有攻击和暴力史；实际上，许多体验到不健康愤怒情绪的来访者都试图压抑这种感受，从而几乎从未表现出自己的愤怒情绪。目前，对愤怒问题还没有诊断标准，这种情绪通常被包含于其他分类之中，例如美国的《精神障碍诊断与统计手册 IV》将其归类为间歇性爆发障碍和人格障碍诊断。在认知行为疗法的相关介绍中，甚至几乎没有人提出愤怒是一种问题。实际上，与焦虑和抑郁相比，尽管人类普遍都存在愤怒体验，但是在研究文献中，愤怒仍然是一个被忽视的问题。

英文中关于愤怒的词汇很少。通常愤怒被视为厌烦、挫折或盛怒。传统上，只有当它太强烈、历时太长或体验剧烈而深远时，愤怒才被定义为一个问题（Novaco, 1994）。在来访者的咨询过程中，我们发现对愤怒问题的这些定义太过武断，并且毫无益处，因为它们往往指向减少情绪的强度，而不是转变为更加有利于自我提升的情绪。在愤怒问题上，理性情绪行为疗法历来立场鲜明，并且我们发现，对于来访者而言，将健康愤怒和不健康愤怒区分开来是颇为有益的。不健康愤怒会导致自我挫败的后果，如暴力、压抑和健康问题。健康愤怒会产生自我提升的结果，如接纳、抗争和坚持。在认知行为咨询中，与焦虑一样，我们并不相信对来访者而言，仅仅降低不健康愤怒的强度就万事大吉了，因为他仍然会以一种自我挫败的方式行事。这支持了认知行为咨询模型对愤怒问题的理解。

认知行为咨询模型的关键元素

愤怒 ABC 模型中的 C

不健康愤怒体验伴随着明显的生理唤醒。个体常常觉得不健康愤怒在驱动自己，似乎它为自己的行为作好了准备。事实上，愤怒与焦虑的生理反应是非常相似的，因此我们可以借助战斗或逃跑的反应机制来思考这个问题，在这一反应机制中，愤怒使身体准备好去进行战斗。能够自由表达不健康愤怒情绪的来访者常常报告说，自己当时的情绪体验强大而不可阻挡，而那些压抑不健康愤怒的来访者则感觉这种体验让自己有些无能为力，暂时受困于各种意志的内部斗争之中。不管我们是否表达或压抑这种情绪，不健康愤怒体验对所有人来说都很常见。对于血液沸腾、勃然大怒、面红耳赤这些词语，读者都不会感到陌生，它们准确地描述了不健康愤怒体验的力量。

较之于不健康愤怒相关的外显行为，与其相关的行为倾向差别却不会太大。当我们体验到不健康愤怒时，常常会感到自己遭受了巨大的委屈或否定，而与这种感受相关的冲动通常就是报复。如果我们对另一个人心怀愤怒，那么可能就会出现攻击、破坏、贬低或惩罚的行为倾向。由于社会规范的约束，大多数人在大部分时间都会克制自己，抑制这些行为冲动，尽管有些人不会。

根据个体是否主动或被动地表达或压抑情绪，与不健康愤怒相关的外显行为也会相应发生变化。当个体主动表达不健康愤怒时，它可能采取口头攻击或身体攻击的形式。有关愤怒的一些哲学观点认为，这是出于控制让我们愤怒的对象的希望，而在另一些哲学观点看来，这只是情绪唤起的发泄。根据我们的经验，在遭受愤怒问题困扰而前来寻求咨询帮助的来访者中，很少有人是为了调整自己对他人的控制，或者寻求一种安全释放紧张情绪的机制。我们在此提及这些观点，是因为两者都涉及了对愤怒相关行为进行积极强化的一种潜在方式。试着回忆一下，你的大脚趾踢到门、椅子或餐具柜时的场景。你会立刻弯腰检查自己的脚趾或踢到的物体是否损伤了吗？我们可以想象，绝大多数时候，你最初的反应是暴跳如雷，大声或低声咒骂。这时点头同意的读者同样也会意识到，自己的行为对于减轻痛苦无济于事，但是释放愤怒会暂时使自己好受一点儿，从而这种行为得到了强化，因此下次脚趾不小心踢到东西时，你更有可能会这样做。

同样，想象一下你正在商店排队，这时有人在你前面插队。你觉得自己应当站出来为后面的人说话，于是你也许会公开指出这个人的不礼貌行为，并客气地要求他到队伍后面去排队。或者，你也许只是引起他的注意，让他意识到站错了地方。现在，如果那个人跟你过不去，恶狠狠地威胁你，让你别多管闲事，别给自己惹麻烦，那么你会怎么办呢？有些人可能会本能地作出决定，认为现在不值得维护大家都应该排队的原则，从而选择了沉默，感到焦虑或尴尬。在这种情况下作出愤怒反应的个体就不会听从你的建议，愤怒暂时占据了主导地位。这很可能会导致他们所期望的结果，因此对自身情绪状态的行为反应就会获得积极的强化。尽管有时候，不健康愤怒导致的外显攻击行为可能会使我们暂时感觉良好，甚至随后获得的小奖励对其进行了积极强化，然而行为本身仍然是自我挫败的。

在 BBC 的系列电视喜剧《弗尔蒂旅馆》中，我们可以找到最经典的例子。在一个著名桥段中，希望给客人留下好印象的旅馆老板巴兹尔·弗尔蒂匆忙往返于自己的旅馆和一家餐厅之间。随着往返的时间越来越有限，并且还迷了路，他变得越来越气恼，到了决定命运的时刻，他的车又坏了。他没有采取行动来解决问题（如找出汽车故障或者请求援助），而是下车后，拿起附近掉落的树枝敲打车顶，嘴里不停咒骂这辆破车。这样可能会让他好受一些，但是他面临的问题有什么改变吗？这就是用行为积极表达出不健康愤怒后，所导致的一种自我挫败后果。

当不健康愤怒导致了更加被动的表达方式时，外在的情绪表达就不会那么明显了。当以一种消极的方式表达情绪时，体验到不健康愤怒的个体可能会暗地里损害他人声誉，以此表达对这些人的愤怒。他们可能会在其他人面前说某人的坏话，试图欺骗或愚弄他人，或者只是为了让某人出丑。这种表达不健康愤怒的消极方式具有个体特殊性，但是当人们作出了不明智的判断，并以此来指导行为时，常常就会运用这种方式。我们许多人在与同事或经理的共事中，可能会有类似体验。这时，我们没有积极地表达出自己对某人的任何愤怒，这是因为我们知道这种行为是不被容忍的。因此，我们可能会向其他人抱怨同事或经理的糟糕行为、贬低他，或者发起一个诋毁活动，寻找其他人来分享我们的看法。同样，这种消极的表达是自我挫败的，因为与个体或其行为有关的初始问题并没有得到解决。

不健康愤怒也会受到压抑。如果个体无法通过积极或消极的方式将其直接表达出来，那么就会出现这种情况。例如，如果个体对爱人离世或自己无法改变的一段经历感到愤怒，那么此时他们就无法直接表达出愤怒。压抑会导致不健康愤怒的持续时间延长。有时候，压抑不健康愤怒会导致间接的或替代性的攻击。我们注意到，有些人为了隐藏自己对他人的不健康愤怒，从而不得不使用压抑。家庭不和就是一个常见例子。例如，女儿觉得继父总是对自己呼来喝去。虽然她可能对此（以及没有支持自己的其他人）感到十分愤怒，但是她意识到自己不能表达出这种不健康愤怒，因此除了压抑愤怒，显然她别无选择。我们认为，如果个体预料自己表达出愤怒后，会感到羞愧和内疚，并由此出现了相关的元情绪问题，那么最常见的就是压抑愤怒。我们将在愤怒的 A 部分再次讨论这个问题。

不健康愤怒的认知后果通常是敌意、报复和好斗。对他人产生了不健康愤怒之后，个体在认知上会倾向于更加敌视他人。在与愤怒的认知模型相关的文献中，敌意归因偏差被认为是导致愤怒的认知系统之一。然而，在认知些咨询中，我们将敌意归因偏差（倾向于认为他人具有敌意）视为不健康愤怒的认知后果之一。这时，个体感受到了不健康愤怒后，对他人（或情境）持一种有敌意的观点。

愤怒 ABC 模型中的 A

尽管愤怒情绪，包括健康的和不健康的愤怒，常常被视为挫折，然而对于认知行为咨询的咨询师来说，清楚认识到如何在 ABC 模型中界定挫折很重要。在认知行为咨询的整合模型中，我们认为，挫折是个体对使其感到愤怒的事件的简称。

研究者已经提出了激发愤怒的典型事件列表 （如 Averill，1982）和清单（如 Novaco，1991）。虽然这些有助于来访者评估自己无法确定的情绪问题，但是我们发现，遭受不健康愤怒困扰的来访者可以轻而易举地描述出自己的愤怒对象。

咨询师要仔细倾听和找出不健康愤怒 A 的来源，并且不仅仅关注与他人有关的内容。尽管人际事件在不健康愤怒中很常见，然而对咨询师来说，关键是要意识到作为个体，外部和内部事件都会让我们感到愤怒（如我们可以对疼痛感到愤怒）。

在不健康愤怒的 A 中，典型主题之一是个人目标受挫。对他人感到愤怒时，我们常常会意识到个人目标受挫了（例如受人尊敬、看上去强大勇敢且不屈不挠，或者至少看上去并不懦弱无力）。这时，根据个体的解释，自己的目标受到了他人行为的挫败。

然而，我们同样也可以轻而易举地对身处其中的情境感到愤怒。以家庭改造为例，你需要放东西，于是设定了目标，即安装一个架子。这个任务由多个子任务组成，包括测量、确定手头有必要的工具、检查墙洞的高度等。这些任务完成之后，你退后欣赏自己的杰作。你很满意，于是将一些装饰品放在架子上，并再次退后欣赏一下整体效果。这时，架子的一边垮了，装饰品掉到地上碎了一地。一般情况下，人们这时候都会感到愤怒。

因此，愤怒的 A 大致可以分为人际交往冒犯和目标挫败事件。我们会把这两种都视为挫折类型，因此总是将 ABC 中的 A 建构为挫折。有时候，来访者发现除了"感到"受挫，自己很难将问题描述为其他东西。通常，我们会鼓励来访者更详细地描述出到底是什么令他感到受挫，仔细倾听并找出人际交往冒犯和目标受挫事件。然后我们会鼓励来访者进一步反省自己对这种挫败的情绪反应。

与 ABC 模型中其他情绪的形成一样，愤怒本身也可以是 A。如果的确如此，我们就会谈及最初的 ABC，其中愤怒是 C，它导致了主要的或最初的问题，我们还会谈及第二个 ABC，其中愤怒是 A，它是元情绪问题。当愤怒作为 A 时，对咨询师而言，关键是要确定作为 A 的愤怒是否健康。例如，有些个体由衷地认为自己不应该愤怒，因此即使他们对某些事情产生了健康愤怒，他们仍然会深感内疚或羞愧。虽然在认知行为咨询中，我们并不试图改变来访者的道德观，却会努力鼓励来访者无条件接纳自我，而不是根据一种情绪体验来衡量自己的价值，无论他们认为这一情绪经验多么令人无法接受。有些人可能会对自己的愤怒体验（健康的或不健康的）感到焦虑。这时，如果他们感到愤怒，那么就会对可能发生的事情抱有不切实际的期望。因此，将不健康愤怒指向其自身的来访者就会压抑自己，认为自己对于改变无能为力。当愤怒作为 A 时，无论情绪后果是什么，我们仍然会继续使用 ABC 模型，仅仅使其成为链条中的一个环节。我们还希望帮助来访者解决其最初的愤怒ABC（除非产生的愤怒是健康的）。

愤怒 ABC 模型中的 B　　推论

愤怒时得出的推论为随后的评估提供了基础，而评估导致了情绪体验。在人与人之间的愤怒中，他人行为是愤怒的焦点，推论所涉及的主题通常与他人冒犯和是否故意有关。换而言之，如果我们认为有人对自己很不好，那么还需要推论出其行为是故意的，这是他的错。这种责备归因是愤怒的核心，如果我们认为某人对自己不好源于自身的某种行为，因此这是自作自受，那么就不大可能会愤怒，个体更有可能会作出导致羞愧或内疚的评估。在人际愤怒中，推论的下一步与对他人意图的推断有关。因此，他们不仅故意对我们不好，而且他们那样做的目的还是在某种程度上对我们不利（如试图控制我们、让我们在他人面前难堪等）。随后的倒数第二个推论过程是试图解释他人的动机。如果某人心存恶意，故意让你出丑，那么他们实际上是怎么看你的呢？换而言之，他们为什么要这样做呢？大多数人在这些推论阶段中（最终体验到不健康愤怒）会得出结论，认为他人对自己实在是所知甚少，所以才会这样对待自己。贝克（Beck，2002）将这一推论过程称为低自我价值投射，这时我们会暂时认为他人如自己一般，也持有我们对自己内化了的负面看法。我们认为，最后的推理过程则是对他人行为的结论。通常，这一结论与我们马上将要谈及的评估直接有关。对这一结论的最佳总结是"他们不尊重我"。鉴于"尊重"这一词在现代语言中的常用方式，这也许听起来有点儿直白，但是在咨询中，我们很少遇到来访者的不健康愤怒与其在人际接触中不受尊重的推断无关。

如果个体是对自己所处的情境而非人际事件感到愤怒，那么其推论则会不同。例如，回忆一下踢到脚趾的例子，你不会认为自己撞上的物体根本就不尊重你。同样，如果我们遇到了堵车，我们不会得出结论，认为这是不尊重我们的某人所造成的。挫折同样存在，比如感到疼痛或堵车会使你迟到，但是推论的内容却并不相同。这时，推论的结论是情境故意和你过不去，虽然是暂时性的。一位来访者描述了别人身处在阳光明媚的日子里，突遭雷阵雨时的愤怒感受。他们作出了诸如"这总是发生在我身上"这样的推论。奇怪的是，随后天气状况被拟人化，出现了诸如"你（雷阵雨）为什么非得出现并这样对我？"的想法。这时发生的核心推论过程是：情境，有时候甚至生活本身，是不公平的。

评估

与愤怒有关的评估是，什么决定了情绪是健康的还是不健康的。在不健康愤怒中，会出现苛求、低耐挫性以及整体评估（通常是对他人、自我或情境的整体评估）。在健康愤怒中，出现的评估则是喜好、高耐挫性以及无条件接纳（对自我、他人和情境的无条件接纳）。

出现的苛求通常与上文所讨论的最后推论有关（并且实际上会产生这种推论）。在人际愤怒中，我们常常会发现一种苛求，即他人必须尊重来访者，例如"我讨厌约翰不尊重我，因此他必须尊重我"。此外，**必须**一词还常常以"需要""应该""应当"和"不得不"这些形式出现，并且常常会以形容词"绝对"作为修饰语。在人际愤怒中，苛求就是宣告了他人都必须遵守的原则，如果他们不想成为你愤怒的对象。因此，渴望受到尊重变成了他人都必须遵守的原则或规则。大多数时候，通常当他人对自己表现出了尊重，没有触犯原则时，苛求就会潜伏起来，不进入个体当前的思考中。然而，如果个体认为另一个人对自己不够尊重，那么苛求就会使推论发挥作用。

对苛求的另一种理解方式是将其视为伴有许多条件的一种过滤规则。由于某些行为和事件符合该规则的条件（如"她对我很有礼貌"，因而没有违反该规则），所以通过了这个过滤器。然而，有些行为或事件（在认知行为咨询中我们称之为挫折）并不符合这个规则的条件，因此需要进一步的关注（如"他人不能朝我吐口水"，因为这是不尊重我的表现，他们一定不能这样）。当触犯规则的行为发生时，推论也就产生了（受到苛求的驱使），并且触发了其他评估。因此，明智的咨询师会努力发现这种苛求，并帮助来访者认识到这个问题对其产生了多大影响。与苛求不同，喜好并不是一个规则过滤器（尽管它们的确也体现了我们所建立的规则）。事实上大多数时候，当与自身偏好一致的事件发生时，我们实际上并没有作出相关推论，而只是知道自己喜好那种事件。想想你喜欢的冰淇淋：吃它时，你不会推断出自己喜欢冰淇淋、糖和口味的各个方面；不会的，你只知道自己喜欢它。在人际情境中与健康愤怒有关的喜好肯定了期待的部分（受到尊重），并否定了苛求的部分。例如，"我希望别人尊重我，但是他们不一定必须这样"。有些愤怒并不基于人际反应，例如对物体或情境感到愤怒，而与此愤怒相关的苛求也遵循着一种类似的原则，尽管我们知道苛求的内容会有所不同。通常，我们不会要求物体或情境尊重自己。例如，电脑突然死机而自己还未保存文档时，我们也许会感到愤怒，但并不是因为我们要求电脑尊重自己而产生的愤怒。简而言之，这是一个事情并未朝我们预期发展的例子。在不健康愤怒中，我们将这种预期变成一种苛求、必须、应该、应当等。此时，这种苛求建立了一个原则或规则，它要求情境（或者有时是结果）必须如何，否则我们就会感到愤怒。通常，这种苛求与我们的目标受阻直接有关，并且一般而言，我们要求自己的目标不应受到朋友、亲属、物体或者机器的阻挠。显然，这种规则无益于生活，因为生活经验告诉我们，并非一切都能顺心如意。我们发现，苛求与一种坚持有关，即挫折（A）不该发生或者本不该发生。因此，如果我们对情境提出了要求，那么我们就要求这些情境不该出差错。简单来说，非人际愤怒中的苛求一般遵循愿望陈述原则（如"我真的不希望这种事情发生……"），紧随其后的是一种强加的苛求，它建立了已遭到违背的规则（如"……因此它本不该发生"）。这种类型的苛求、原则或规则，也许比其他规则更甚，它们从最初起就是不合逻辑、毫无帮助的，并且与我们的现实经验不符。

导致对自我感到愤怒的苛求在内容上与情境苛求十分相似。在对自我的愤怒中，情境被直接用于自我。这通常与我们的知识、行为或预测未来的能力有关。例如，我们急匆匆地去接电话，却不小心撞到了门框而未能接到电话。我们可能会对自己感到愤怒，但在那一刻，我们并没有苛求自我尊重（虽然最终这将是一种逻辑抽象）。当时我们可能会对自己感到愤怒，因为明知欲速则不达，而自己的行为却违背了已有的知识，因此我们得出结论，认为"我早就该明白的"，或者从自己的行为中，我们总结出"我不应该这样做"，诸如此类。

紧随苛求之后的是两种重要的进一步评估，即低耐挫性和整体评估，它们强化了愤怒情绪。通常这两种评估会发生在人际愤怒中，而低耐挫性在基于情境的愤怒中更为突出，并且两者都会呈现在对自我的愤怒中。我们认为这些评估是苛求的后遗症，因为当个体相信该苛求为真时，这些评估的有效性是有条件的。例如，如果我们想要某人尊重自己，却并不苛求它，那么我们在逻辑上会认为，因为他们不尊重自己就彻底是个坏人吗？在认知行为咨询中，我们不会这样认为。

很多文献都提及了低耐挫信念（Harrington，2006）。鉴于 ABC 模型中愤怒的 A 与挫折感有关，这种形式的评估在愤怒中是如此常见就不足为奇了。低耐挫评估遵循了以下原则，即我们发现情境令人难以忍受，然后就断言，因此我们无法忍受它们。以恋人吵架为例，两人都在争论，都试图证明自己在某些通常琐碎的事情上是正确的。在某一时刻，对于其中一人或两人来说，常常会对情境和对方感到十分恼怒（愤怒）。他们觉得自己无法再忍受下去，放弃了争吵并愤怒地冲出房间，砰的一声把门关上。那种愤怒时刻是低耐挫性的评估。在咨询室中（或者在家里、马路上、超市中），显示了低耐挫性的常见句子是"我受不了了"。艾利斯（Ellis，1963）将这种观念界定为语句"我——受——不了了——真的"，我们在许多方面都认为这是许多情绪问题的核心，而在不健康愤怒中显然也是如此。导致健康愤怒的另一种替代选择是高耐挫性。此时的评估是，这种体验让人难以忍受，但它却是可以忍受的（例如"这令人难以忍受，但我可以忍受它"）。

在对他人或自我的不健康愤怒中，针对他人或自我的整体评价的评估都是试图贬低该个体。我们已经看到，抑郁的核心是对自我的整体评价，而愤怒的认知过程和内容则与之类似。不过，在人际愤怒中，另一个体由于其行为没有符合我们的要求和原则而遭到诋毁。我们或许都曾与他人有过激烈的争吵，争论时对他人的整体评价会脱口而出。通常，在大声争执时，对他人的整体评价会浓缩为关键部分，例如"你就是傻瓜""你就是个屁""你是个混蛋"等。如果我们重构对他人的整体评价，那么就会发现，我们认为他人行为（或某些其他标准，如他人会如何看待我们）违背了自己的原则（或苛求），然后我们基于他们的这一行为来定义其整个人。所以，如果我们要举一个常见例子的话，那么对他人的整体评价可能会表现为以下形式："由于你的行为不尊重我（因此行为违背了我的苛求/原则），所以你是个坏人。"一旦我们以这种方式谴责他人，那么毫不奇怪，愤怒的认知后果之一就是对他人充满敌意和偏见。想象一下，你认为某人坏透了，那么你只会预期他不会尊重你，从而维持对他的敌意看法。在对自我的愤怒中，二者的唯一区别是由于违背规则而受到谴责的是自我。因此在"我早就该明白的"这一苛求之后，往往紧接着就是"这证明我完全就是个傻瓜"。

在基于情境的愤怒中，通常会较少对整体评价进行探讨，但是它同样也可能会呈现出来。我们在治疗中会较少探讨它们，这是因为来访者在说出这些信念的那一刻，就会很快认识到它们是多么荒谬。以上文中你的脚趾撞到柜子为例，这时我们使用的语言表现出了对物体或情境的整体评价，如"倒霉的东西"。我们不会以后一直蔑视柜子、曾夹过自己手的门或者曾在上面滑倒过的地毯，然而盛怒之下我们会对其进行整体评价。也许是因为这种评估存在的时间一般都很短，因此在治疗中没有必要提及它；当然，除非像许多人或来访者一样，我们不仅仅是对物体，而且也对他人和我们自己感到不健康愤怒。因此，除非来访者的唯一问题就是对物体的不健康愤怒，否则我们将力图探索对整体评价的评估，因为在随后的治疗中探索对他人的愤怒感受时，这可能有用。

ABC 举例

A	B	C
工作中与同事意见不合	他们认为我的看法不重要（推论） 他们不尊重我（推论） 他们应该尊重我（评估） 当他们不尊重我时我无法忍受（评估） 他们无知而愚蠢（评估）	不健康的愤怒 想进行口头攻击 消极攻击，将同事贬低为仅仅一起工作的人（没有真正解决问题）

表 14.1

认知行为咨询中愤怒的核心治疗目标

对咨询师来说，在认知行为咨询中，治疗愤怒的第一个阶段是要认识到，在治疗饱受愤怒问题困扰的来访者时，会有一些潜在的困难。通常，治疗联盟基于温暖、共情和无条件积极关注，然而存在不健康愤怒问题的来访者可能会挑战以上任何方面。当来访者认为他人冒犯了自己而对其心生敌意时，对咨询师而言，很难对来访者真正产生温暖之感。例如，假设来访者在愤怒时表达出了性别歧视或种族主义观点。当来访者对情境反应过度时，比如出现家庭暴力或对孩子进行体罚，对咨询师而言，产生共情也是一个挑战。在这种情况下，咨询师发现自己很难完全与来访者感同身受。当个体表达出敌意看法时，咨询师可能会陷入对来访者进行整体评价的陷阱之中，而不是给予其无条件接纳，这时咨询师应对来访者的行为进行评价，而不是将其作为一个人而给予评价。

为了避免落入以上陷阱，我们建议咨询师在本阶段一开始，就承认他人冒犯了来访者。在这一阶段，我们不试图去发现来访者的A；相反，我们要做的是向来访者表明，我们能够理解他由于所经历的挫折而感受到了不健康愤怒。此时，咨询师需要注意的是，不要宽恕其自我挫败的行为，这是愤怒的一部分，然而如果来访者没有体验到不健康愤怒，那么他就会发现这个问题似乎相当棘手，而这反过来又会导致其行为方式并不能真正帮助他解决这一问题。

接下来，我们要帮助来访者认识到，其不健康愤怒所导致的行为并不能帮助他达到自己的目标。尽管许多来访者在愤怒的驱使下，产生了相应的正义感，但是我们要尽力帮助来访者进行反思：愤怒是否使自己得到了想要的东西。对于那些愤怒导致了暴力的来访者，我们要帮助其反思：暴力是否使自己获得了期望的尊重而不是恐惧。来访者偶尔也会把恐惧等同于尊重，在这种情况下，我们会尽力帮助他认识到，其表现出的愤怒很可能会导致他人的消极看法。咨询师可以通过电影或其他途径中的比喻来帮助来访者认识到这些。例如，假设某人饱受邻居家的噪声打扰。只要噪声出现，他都将其视为一种信息，即邻居不尊重自己。久而久之，他习惯了就此向邻居进行挑战，然而噪声并未就此停止。实际上，当地的孩子会故意拿石头砸他家窗户，他们这样做仅仅是为了看他发怒、恶语威胁。孩子们和邻居丝毫不尊重他。虽然他们害怕他的暴力，但是它只会使其令人讨厌的行为升级，而来访者也从未获得自己所期望的尊重。

随后，咨询师应当试图去了解来访者感受健康愤怒的能力。如果来访者遇到了挫折却仍然能够描述问题，或者至少承认自己对于改变束手无策，那么要求他给出一些例证。最初，也许有些来访者会觉得这样做很难，这时我们会帮助并引导他们思考一些常见例子，在这些例子中，我们大多数人都可能曾经感受过健康愤怒。大多数读者都曾经某一天在商店或餐馆里遇到过糟糕的服务，并会抱怨或要求退款。这是健康愤怒的例子，因为我们可以坚持自己的要求，而不用贬低服务员或店主。如果来访者无法回忆起健康愤怒的经历，那么就有必要告诉他什么是情绪，并帮助他认识到，如果摆脱了不健康愤怒的控制，那么就可以生活得更充实。有时候，我们会采用比喻的方式，比如告诉来访者他只是背后受人操纵的傀儡。随后，咨询师应当鼓励来访者进行思考，即在解决自身问题时，健康愤怒是否是一个合适的目标？或者在面对改变束手无策时，至少接受健康愤怒。

然后，就可以遵循基本指南中所论述的那些具体任务，来完成解决愤怒问题的程序了。在明确了 A、C 以及情绪目标之后，咨询师需要使用问答式的对话来确定关键推论和评估，并开始辩论过程。

第 15 章

羞愧和内疚

虽然吉尔伯特近来的重要工作及其对慈悲心方法（the compassionate mind approach）的介绍（2007, 2009）已经使羞愧和内疚更多地进入了人们的视线，但是在一般性介绍认知行为疗法的书中，通常不会特别关注这两种情绪。目前，在诊断量表中，羞愧和内疚通常是其他问题（如抑郁、强迫症以及社交障碍）的症状。然而，在认知行为咨询中，我们认为它们本身就是一种重要的情绪问题，值得进一步关注。我们之所以将羞愧和内疚归为一类，这是因为它们在情绪体验方面非常相似，并且也导致了相似的唤起。两种情绪都与恶行和过错有关。它们的区别在于，当我们没有达到他人标准时会产生羞愧，而内疚并不需要外部的审查。然而，与抑郁不同，羞愧和内疚这两种情绪所涉及的是个体对不当行为的责任感，以及随之对责任程度的高估。

羞愧的定义性特点就在于，他人对个体某些方面的评价表明，个体的自我在他人眼中是整体失败的，然后个体接受了对整体自我的这一界定。这就是吉尔伯特（Gilbert, 2007）所说的外部羞愧和内部羞愧。这些失败可以是做坏事、受责备或认为自己与某标准不符（如太矮、太胖等）的任何事件。然而，内疚并不需要他人看到这些事件，它总是被定义为对他人的行为不当（即使当事人对个体的所作所为一无所知）。

认知行为咨询模型的关键元素

羞愧和内疚 ABC 模型中的 C　　羞愧和内疚在 C 上的情绪体验常常被个体描述为明显不适。两者都使他们感觉自己已经犯了错误或者有过失。正因为如此，个体觉得自己错怪了（通常是）他人，并且违背了自己的标准。他们会对自己感到不安，并且通常会寻求各种办法来消除这种感受。羞愧和内疚都被认为是源于一种更基本的人类厌恶情绪（Power & Dalgleish，1997）。因此，它们都是自我厌恶的情绪，羞愧源于（真实的或想象的）他人的反对，并将其接受为对整体自我的一种评估，而内疚源于自我的反对。

我们可以回顾一下人类的一些基本目标，以进一步探讨这个问题。我们的目标之一是寻求与他人建立友好关系。借此我们希望他人喜欢并重视自己，而这反过来又可以提高我们的社会地位（Gilbert，1992）。然而，如果他人的反对或责难使这种社会地位消失了，其结果就是羞愧。因此，毫不奇怪，羞愧（社会地位的丧失）是使我们产生担忧的主要事件之一。羞愧和内疚都是自我责备的情绪，只要我们觉得他人没有善待自己，羞愧和内疚就会出现。

与羞愧有关的主要行为倾向是隐藏自己、逃避他人目光，或者避免接触某些人，在他们面前，我们未能达到自己的个人标准。这些会驱使我们想要将头埋在沙子中，或者希望地上有个洞，这样我们就可以钻进去。当我们按照这些行为倾向行事时，几乎无法解决所面临的问题，因为面对自己经历过的事件会让我们感觉很不舒服。行为上的逃避也伴随着认知逃避，这时个体努力不去想自己到底对什么感到羞愧。个体采取的形式可能是分散注意力，或者寻求他人安慰，但是实际上，个体却在努力使事件远离自己的认知。遗憾的是，分散注意力或获得安慰几乎不会对羞愧体验产生任何重要影响。因此，行为和认知逃避努力是自我挫败的，因为个体未能解决其面临的情境问题。此外，当我们试图逃避他人的注意时，往往这种努力更有可能会导致进一步的羞愧体验。羞愧的健康变体是失望，因为当我们对他人眼中的自我感到失望时，就会受内部力量的驱使而去改变错误行为或自身的不足。

与内疚有关的行为倾向则不同于羞愧。个体报告说想惩罚自己、推卸责任，或否认任何不当行为。其他行为倾向包括强烈希望永远不会再犯同样的错误，或强烈希望获得宽恕。自我惩罚可能有多种形式，例如施加惩罚或剥夺快乐。在认知上，我们会尽量不去思考自己到底做错了什么，从而试图避免内疚感。或者，我们可能会通过物质（如毒品或酒精）来缓解消极情绪。

对羞愧和内疚的认知被高估，让我们相信这不过是自作自受。而这一认知结果又会使羞愧和内疚的体验持续下去。

羞愧和内疚 ABC 模型中的 A　羞愧时的 A

　　与羞愧有关的A与以下体验有关，即个体在他人面前有不当行为或者与个人目标极不相符的失格行为，并认为他人对自己持有消极评价。羞愧常常与在他人面前失败有关。然而，当我们作出导致了羞愧的推论和评估时，却并非因为他人一定目睹了自己的不当行为，因为有时当我们预期自己的行为会被他人发现时，也会感到羞愧。羞愧时的 A 的错误、失败和恶行往往十分个性化，某人可能对某事深感羞愧，而另一个人却不会。通常，我们会对羞愧之事严格保密，不会向他人透露。然而，也有很多时候，我们的行为遭到他人反对而自己却浑然不觉。

与来访者或受训咨询师一起讨论情绪问题时，萨特（Sartre，1957）对于羞愧产生的看法颇有启迪。萨特通过类比，引导读者想象自己透过猫儿眼在偷窥他人脱衣服。如果行为被发现，我们才会感到羞愧（也可能是内疚）。

由于作为人类，我们身处人群之中，要么在现实世界中，要么在我们对关系的内部参照中，因此许多人已经善于使自己感到羞愧。在他人面前，我们认为自己的缺点暴露无遗，随之就会感到羞愧、颜面扫地。然而，有些人会通过想象某事可能暴露而感到羞愧。

想象一下，你有一个几乎从不告知他人的隐私。这个秘密也许涉及生理异常，也许是渴望一段与众不同却不被接受的体验。现在假设你向一个陌生人或同事说出这个秘密。可以想象，我们会感到羞愧。

内疚时的 A

对于内疚而言，其 A 的体验往往是我们没有遵循自己的道德准则。它也许是我们的行为违背了自己的道德准则，或者对其视而不见。设想一下，你目睹街上发生了抢劫却没有挺身而出，随后为此深感内疚。大多数人看到他人身处危险或受到伤害时，都不会幸灾乐祸。然而，大多数人也知道挺身而出可能使自己身负重伤。我们的道德准则会驱使我们采取行动去帮助抢劫的受害者，比如寻求援助或者冲过去与抢劫犯搏斗。然而，数据和研究实验表明，实际上很少有人会采取这样的行动。相反，我们会对道德准则视而不见，但在事后却感到内疚。

同样，我们的行为可能会（有意或无意地）给自己的亲人造成身体和情感上的痛苦。我们都还记得，自己与亲人发生争执时（那时我们处于不健康愤怒中）曾恶语相向。不一定是这种言论违背了自己的道德准则，我们才会感到内疚；通常只要我们认识到或猜测自己的行为给他人造成了伤害或痛苦，我们就会感到内疚。所以当我们反思自己的言行时，就会开始感到内疚。

迄今为止，我们已经描述了内疚时的 A，其产生根源在于人们的行为违背了自己所认同的道德准则，或者对其视而不见。然而，内疚是毫无必要的。例如，有位丈夫深爱自己的新婚妻子。如果他发现自己有意无意对街上偶遇的另一个女人心有所想时，他也许会感到内疚。因此，内部事件本身也可以成为内疚的A。

羞愧和内疚 ABC 模型中的 B

到目前为止，基于羞愧和内疚颇多的相似性，我们对二者共同进行了考察。然而，在开始探讨羞愧和内疚的B时，我们就会注意到它们之间存在一些重要却又不易察觉的差别。这些差别大多在于导致个体感到羞愧或内疚的推论类型上。二者随后的评估模式则比较相似。

羞愧时的 B

首先我们来看看与羞愧有关的推论。这些推论全部与个体对已公开或想象中已公开的行为或事件的认识有关。如果我们没有认识到行为在某些方面是不可接受的，或者没有认识到行为对自己的社会地位造成了威胁，那么就不会继续推导出导致羞愧的推论。因此，我们的最初想法与以下推论有关：行为对观众的影响或意义是什么。例如，假设你正在结结巴巴地作报告陈述自己观点，这时你看到有人在摇头，那么你首先就会对观众会如何看待自己的糟糕表现作出推论。例如，"他们认为我不知所云""他们认为我很不善于公开演讲"或者"他们认为我很紧张"。下一个推论阶段则是对他人想法得出结论。例如，"他们是对的，我甚至无法流畅而准确地表达出自己的想法"。因此在这一推论阶段，我们对他人想法的结论被内化并应用于自我。羞愧推论的最后阶段是将这一点与个人标准联系起来，并得出结论，认为自己违背了这些标准。例如，"我在他人面前不能出错，这对我很重要"。正是这种将审查（真实的、想象的或推断的）与这是个人责任的归因结合在一起，才导致了最终产生羞愧的核心评估。

有时候，想象会发生在 B 中，从而产生一种羞愧反应。它通常与上文所述的例子有关，即他人发现了我们不想暴露的秘密。仅仅想象这种暴露发生了或者我们的行为不符合个人标准，通常都足以激活评估，因而这时并没有显而易见的特定推论。

羞愧中的推论通常源于评估。正如前文所述，我们在治疗中会把推论放在评估之前，推论有效地过滤了对 A 的经验。然而，推论受到了评估的驱使，所以它们深受其影响。例如，如上所述，如果你在报告中出现了失误，观察到观众注意到了这一失误并作出了消极反应，你随之感到羞愧，那么你对这种经验的推论就会直接与你不应违背的个人标准有关。如果没有对这种个人标准的教条式断言，那么我们就不会同样武断地得出这一推论。某种原则或规则构成了基于苛求的一种评估，而个人标准通常就与这种原则或规则一致。一般而言，与羞愧（应该或必须）有关的苛求所遵循的模板往往是某事被发现或暴露是不好的。例如，"我不想别人注意到我的缺陷（无论缺陷是什么），因此我必须确保他们永远都不会发现我的缺陷"。

其他两种评估在羞愧中也很重要。第一种是把不符合个人标准

（通常表达为苛求或应该）灾难化。其表现形式是"别人已经发现了我的 X，这太可怕了"。这些评估仅仅是夸大了苛求评估所造成的伤害，认为最重要的是不要让它再次被发现。羞愧中 B 的最后评估是整体自我评价。与抑郁一样，这种评估几乎总是出现在羞愧中。通常，鉴于在个体眼中自己犯了错，如秘密被暴露或没有遵循个人标准，因而在羞愧中，整体自我评价的表现形式是将自我界定为软弱的、不受欢迎的、糟糕的。

内疚时的 B

内疚时的推论与在 A 上所采取的行为有关。推论的作用在于开启了个体对其行为的判断过程。推论通过引导个体认识到自身行为实际上在某些方面是不对的或糟糕的，从而产生作用。因此，推论的第一阶段是在 A 上的行为（或渴望、愿望、思想）与我们的社会或道德准则不符。如果没有这种推论，那么个体就难以产生内疚。这些推论表现为"我做了一件可怕的事情""我知道自己那样做是不对的"，等等。推论的下一个阶段与过错、责任和责备有关。如果我们认为自己的言行举止伤害了某人，除非我们认为是自己而非他人或情境对这种行为负有责任，否则我们不会感到内疚。这些是自我责备的推论。例如，"我是存心这样做的""这是我的错""我对他们的感受或行为负有责任"。要记住，这些推论中的个体审查是内部的；我们不需要通过他人审查而使自己感到内疚，因为这完全是我们自己的结论。

尽管存在细微差别，但内疚的评估与羞愧的评估是相似的。首先，我们有道德准则的断言。通常它表现为应当如何，但也会表现为常见的苛求形式（必须、应该、不得不）。我们发现苛求式的应当如何更为常见，因为这些与道德有关。当想起道德准则时，我们就想起了自己应当如何做出行为。然而，有时候这些道德准则可能与我们想如何作出行为并不一致，其结果往往就是产生内疚感。作为苛求的"应当"例子包括"我应当善待别人，因此我必须是友善的""我应当言行得当，因此我必须这样""我应当以自己的信仰为荣，因此我必须这样"。与羞愧一样，这些"应当"构成了道德准则，而这些道德准则驱动我们作出推论，以对自己的行为进行评价。事实上，道德准则过滤了我们对世界的看法以及与他人的互动。

下一种评估顺理成章地从"应当"中产生了。此时，我们倾向于夸大自己没有达到道德准则（我们的"应当"）有多么糟糕。它的表现形式是将我们在 A 上的行为视为糟糕的、可怕的和灾难性的。同样，随后会继续出现最终评估；如果我们打破了自己的（绝不应该打破的）道德准则，而结果又如此糟糕，那么这说明我们是怎样的人呢？因此，最终评估就是整体自我评价。整体自我评价是由于表现不佳而对自我的一种谴责。例如，"我很坏""我很糟糕""我一无是处"。正是这些评估，而不仅仅是推论本身，导致了内疚的感受、行为和认知（表 15.1、表 15.2）。

羞愧

A	B	C
报告时出现了明显失误	他们（观众）注意到了失误（推论） 他们认为我不知所云（推论） 他们认为我完全就是一个骗子（推论） 也许他们是对的，我根本不想让他们看到真相，我本应该表现得更好（达到我的个人标准）（非理性评估） 我犯了这样一个愚蠢的错误，这太可怕了（非理性评估） 这恰恰证明我完全就是个笨蛋 / 我完全是个骗子（非理性评估）	羞愧（情绪） 想冲出房间（行为倾向） 夸大该失误的影响（认知结果）

表 15.1

内疚

A	B	C
与亲人争执时恶语相向	她（或社会）可能认为这些话很伤人（推论） 我伤害了他们的感情，这是我的错（推论） 我绝对应当关心自己爱的这些人（非理性评估） 我竟然这样做了（违背了我的道德准则），这太可怕了（非理性评估） 这恰恰证明我是个坏人（非理性评估）	内疚（情绪） 想乞求原谅（行为倾向） 夸大了伤人话语的影响（认知结果）

表 15.2

羞愧和内疚的 ABC 举例
认知行为咨询中羞愧和内疚的核心治疗目标

在认知行为咨询中，我们认为羞愧和内疚是许多其他各类情绪问题的核心。在情绪问题网（恶性循环）中，我们经常发现羞愧或内疚的存在。我们认为，这是因为羞愧和内疚感与我们应该如何作出行为以及在自己和他人眼中我们应该怎样有关。问题是，作为人类，我们容易犯错、对情境作出错误判断，或者在其他情绪影响下不知所措（例如，焦虑与羞愧、愤怒和内疚）。因此，认知行为咨询的核心治疗目标之一是承认来访者身上很可能会出现与羞愧和内疚有关的问题。这在认知行为疗法中颇不寻常，因为羞愧和内疚通常被归入其他症状或诊断之中。我们再次强调，首先要明确这些是情绪问题，这一工作非常重要，正如吉尔伯特（Gilbert，2007）近来的重要进展所表明的那样。

在思考如何让来访者呈现出羞愧或内疚问题时，对咨询师而言，重要的是要认识到这些情绪显然使个体产生了不适感。在羞愧中，行为倾向以及常常还有外显的行为结果都被隐藏了起来，不易被看到或注意到。因此，在咨询会面中，如果这些情绪呈现了出来，来访者会想要迅速逃离它们。其表现形式可能是引入其他问题，从而将注意力从羞愧或内疚转移开去。其表现形式还可能是个体公开指责自己，这随后会导致咨询师也感到困惑，不知道下一步该怎样帮助来访者。

同样，在认知行为咨询中，处理羞愧和内疚问题的第一步也是帮助来访者去思考，自己对于 A 事件还可以有什么其他感受。在处理羞愧和内疚问题时，我们发现，来访者较易赞同将尴尬（它只是不那么强烈的一种羞愧形式）作为替代性的情绪目标，或者将失望作为更恰当的目标。这是因为羞愧感在本质上是自我挫败的。设想一下，你发现自己在他人的审视中羞愧难当，随后这种情绪使你完全不知所措，只能在他们面前浑身发抖，而羞愧恰恰成为自我实现的预言。因此，来访者较易接受的是，建立一种方法很重要，这种方法会帮助自己对某一事件不再感到羞愧，而是产生其他感受。不过，内疚问题就更加棘手了。因为内疚的认知结果之一是夸大了违背道德准则后的影响，许多遭受内疚困扰的来访者常常会得出结论，认为对于已经出现的糟糕行为（这本身就是一个推论，因此有待质疑），并没有其他现实可行的替代性情绪反应。事实上，有些来访者相信，内疚感会帮助自己在今后表现得更好。此外，作为一种情绪，个体对内疚的描述常常是相当积极的，它被视为促进了我们对错误或糟糕行为的关注。然而，这是有问题的，因为来访者，甚至一些研究者都没有意识到，内疚会导致自我挫败的行为并损害个体健康，实际上懊悔会导致我们关注自己犯下的错误。鉴于此，对于咨询师而言，帮助来访者认识到内疚感如何导致了自我挫败就变得非常重要。反过来，随后咨询师就可以帮助来访者去思考，健康的懊悔如何有助于自己更好地解决问题。

一旦咨询师帮助来访者对推论和评估进行了评价，并且帮助其认识到通过改变这些认知，尤其是改变评估，自己就能够产生不一样的感受，从而表现出更少的自我挫败行为，这时咨询师就可以开始对 B 的认知进行质疑。与其他情绪问题一样，这时有多种策略选择，不过我们会对羞愧推荐一种策略，而对内疚推荐另一种策略。

开始对羞愧想法和信念进行辩论之前，有一个问题值得考虑，即来访者为何会如此易于产生羞愧感。根据我们的经验，大多数人，因而也包括来访者，都善于使自己感到羞愧。因此，他们对许多事都感到羞愧。其结果就是，要解决每个导致羞愧的推论会相当耗时和棘手。我们的建议是，首先对导致了羞愧的评估进行辩论。它尤其适用于上文所述的源自评估的推论。因此，如果我们改变了评估，那么推论就会烟消云散。尽管这是解决羞愧问题的首选策略，但是如果咨询师认为来访者最初还无法把握评估的作用，那么也可以对这一策略进行调整，可以针对羞愧的一个具体事例，对其推论进行分析。

还可以采用另一种方式来处理内疚认知。我们发现，来访者常常对某些具体事件感到内疚（尽管我们也认识到有些来访者会将其内疚进行泛化）。我们还发现，当开始进行认知行为咨询时，有些咨询师往往会对来访者的道德准则展开辩论。我们认为这是一个严重的错误，不仅因为这样会使来访者丧失信心，而且也因为认知行为咨询并不是要改变来访者的道德准则。因此，我们会从帮助来访者回顾并质疑自己的推论开始。这时我们希望来访者反思，自己在 A 上的行为是否与先前的结论一样，都是错误的。在阿尔伯特·艾利斯的一个著名会面案例中，来访者是一位目睹丈夫自杀的女性。她想尽办法试图说服他，过了八个多小时之后，她精疲力竭地告诉他好自为之。随后他上吊自杀了，而她却无法阻止这一切。她深感内疚，为丈夫的自杀而备感自责。艾利斯帮助来访者进行了细致的思考，丈夫自杀是否错在于她，还是其他原因。通过这些思考，艾利斯帮助她改变了导致其内疚的推论。

当然，也有可能来访者的推论的确是对的，即他们确实做了一件糟糕的事情。做出违法行为而深感内疚的来访者就是如此。在这种情况下，我们不想破坏已经干了坏事这一结论，因为它有助于抑制来访者今后的不良行为，但是我们仍然想帮助他们应对内疚感，因为这些感受丝毫无助于他们今后的生活。因此，在这种情况下，我们首先要找出内疚中的评估问题，然后如基本指南所述，对其展开辩论。

显然，在处理内疚问题时，咨询师会发现自己不得不对来访者的道德准则或原则进行质疑。这时要格外谨慎。我们并不希望帮助来访者彻底改变其道德准则，但的确希望帮助来访者不再因为打破其道德准则而备感痛苦。在认知行为咨询中，我们鼓励来访者明确其道德准则（通常表达为"应该"）。例如，"我不应该伤害自己爱的人"。现在，如果我们帮助来访者在这一阶段接受首选的信念，那么其表现形式是"我不想伤害自己爱的人，但是我却不得不这样做"。除了这些可能对于某些人来说有些绕口的表达方式之外,我们还告诉来访者不要太在意伤害他人。我们认为这不是咨询的重点。相反,我们将帮助来访者发现对其道德规范的隐性苛求。这很复杂,因为它实际上是对苛求的一种苛求。因此,如果来访者的道德规范是"我不应该伤害自己爱的人",那么隐藏于其中的苛求是"并且我必须总是按照自己应该做的那样做(否则我完全就是个坏人)"。正是这种苛求使他们陷入内疚之中。因此,我们鼓励来访者作出改变,接受第二种苛求。那么其表现形式就是"我不应该伤害自己爱的人,并且我真的不想,但是我不用完全按照自己应该做的那样不去伤害他们"。这样既维护了来访者的道德准则,又去除了必须一贯遵守准则的苛求。这样就使得来访者能够再次认可其人性。毕竟,几乎所有的宗教信仰都有其道德准则,而这些宗教的每个信徒都想遵循这些准则。然而,人毕竟是人,可以说没有任何一种宗教的道德准则每时每刻都在被每个信徒所严格遵守。因此,对于来访者而言,承认自己人性的局限,承认自己也会犯错,这一点非常重要,只有接受这一点,他们才有勇气从错误中吸取教训,而不是因为犯错而无法正常地生活。

在治疗遭受羞愧和内疚问题困扰的来访者时,治疗师的下一个任务是对夸大的信念(糟糕的、可怕的)以及整体自我评价展开辩论。此时最重要的是整体自我评价的信念。这是因为在羞愧和内疚中,如果我们认为自己是软弱的或糟糕的(因为在他人面前犯了错，或者违背了自己的道德准则），那么就更有可能继续作出软弱或糟糕的行为。因此，来访者需要接纳其自我，尽管他们持不同看法或有过糟糕的行为。

最后，我们发现在处理羞愧问题时，有一种家庭作业效果很好。在介绍认知行为疗法行为实验（Bennett-Levy et al, 2004）的书中可以找到这种作业，而在理性情绪行为疗法中，这种作业被称为"羞愧攻击"（参见第7章）。羞愧行为作业的目的是帮助来访者违背其基于羞愧的信念。只有来访者已经对其信念进行了质疑之后，我们才会建议其完成这个作业，因为事先这么做只会加深其羞愧。羞愧攻击练习的例子不胜枚举，不过最好将它与来访者基于羞愧的推论和信念紧密联系起来。这个作业并不会达到缓解羞愧的效果，但是几乎每个人在完成这个作业后都会发现，它解放了思路、颇为有益，而最大的收获就是自己能够接受不同观点了。

第 16 章

伤害

伤害是受到忽视的情绪（Leary & Springer, 2000），在理性情绪行为疗法之外的认知行为文献中很少涉及伤害。我们认为，这是因为伤害这种感情通常被包含在抑郁之中。如果来访者的情绪问题明显属于一种伤害而非抑郁时，以上做法就过于生硬了。在认知行为咨询中，我们认为伤害的行为和认知结果非常不同于单纯抑郁的行为认知结果，这也是我们对这种情绪进行区别处理的另一个原因。

我们所说的伤害是情感的，而非身体的，然而它可能与身体伤害所导致的身体痛苦一样严重、令人不适，并且有时候这种痛苦会持续很长时间。伤害是一种人际情感，就这一点而言，无机物很少会对我们的感情造成伤害。伤害的大部分研究工作是由社会心理学家完成的，而研究结果支持了在伤害感中，个体感知到的"关系贬值"和解离起到了核心作用（Hareli & Hees, 2008）。例如，利里等（Leary et al, 1998）发现，受害者感受到的伤害强度与其感知到的伤害者接受和拒绝自己的程度高度相关。个体确定的伤害事件类型都与真实的、隐含的或想象的社会解离有关。一些伤害情境中的事件传达了以下信息：伤害者想要忽视、回避或排斥受害者。同样，被归类于背叛的情境也与解离有关，这时受害者遭到了他人的拒绝。

德莱顿（Dryden, 2007）撰写了认知行为疗法文献中为数不多的评论性文章之一，他从理性情绪行为疗法的视角对伤害进行了总结，这篇文章与社会心理学的研究文献是吻合的。

认知行为咨询模型的关键元素

伤害 ABC 模型中的 C

虽然许多来访者在表达受伤害时常常会说自己"心烦意乱",但是我们的观察却发现,伤害是来访者体验到的最痛苦的情绪之一。个体经常会觉得自己被这种情绪所淹没,而且常常表现为泪水和哭泣。我们在治疗师的培训中也注意到,当来访者开始描述自己受伤害的经历时,情绪的激发几乎是即时的。他们在会面中泪流满面,表现出受到伤害的行为。

与伤害有关的基本行为倾向和行为之一是愠怒。愠怒是退缩的一种形式,个体变得更加沉默和冷漠。这个过程实际上是从伤害自己的事件中退缩出来。然而,愠怒行为是自我挫败的。当个体以这种方式退缩时,迈出感情修复第一步的就会是他人。因此,退回到愠怒中是为了切断与对方的交流。德莱顿(Dryden,2007)指出,愠怒的另一个目的是恢复力量感,似乎通过愠怒,受到伤害的个体试图寻求道德的或实际的有利地位。我们赞同德莱顿的观点,认为愠怒是对他人的一种外部惩罚,以证明他们对你有多么不好，而且愠怒可用于唤起他人的关心或道歉。

伤害的主要认知结果是夸大自己遭受的不公平对待。正因如此，它往往会导致个体在元情绪水平上更加感觉自己受到了伤害，鉴于看到某人对自己有多么不好，我们就会夸大受伤的感觉。由于受到了伤害，我们夸大了他人行为的不公性，甚至不想在并不会丧失颜面的情况下，主动与他人和解。如果我们确实主动去找对方，那么可能也只是为了控诉他人如此不公地对待自己（它无疑还会导致进一步的愤怒问题）。当我们受到伤害时，这种行为只是一种徒劳的自我保护和防御，因为如果我们感到自己受了伤害而这样做，但他人却依然坚持其立场，那么我们会再次受到伤害。愠怒还有一个常见的副作用，即他人不喜欢与愠怒的人待在一起。因此，我们会注意到他人疏远了自己，而这又证实了我们遭到了多么不公的对待，从而使伤害循环下去。

对伤害的健康替代情绪是悲伤。悲伤也是一种负面情绪，同样是遭到了他人的恶劣对待，但它却不会像伤害那样导致自我挫败的行为。相反，当我们感到悲伤时，我们会思考他人的行为，并考虑如何最好地接受所发生的事情，或采取什么行动以使自己今后尽量少遭到这种恶劣对待。如果我们在遭到他人恶劣对待后感到悲伤，那么我们更可能会想迈出解决问题的第一步，而不是通过消极的怨恨和愠怒来惩罚他人。此外，伤害和悲伤之间的一种显著区别是，对于我们如何影响了他人对自己的行为，二者的反思是不同的。在伤害中，对所有不公平对待的夸大控制和淹没了我们，从而导致我们无法去反思，自身行为是否促成了他人对自己的不公。虽然我们感到悲伤，情况却并非如此。

伤害 ABC 模型中的 A

最终导致伤害的事件要么发生在过去，要么发生在现在。尽管我们可以想象自己在今后的某个时候受到了伤害，但是它很难带来完全的伤害体验。过去事件造成的伤害表明，它对个体的影响一直存在（最可能的形式是在认知上夸大行为的不公平性）。

导致伤害的事件往往与人际关系有关。尽管与完全陌生的人交流之后，我们也可能会感觉自己受到了伤害，但是通常，伤害我们最多的人往往是我们最关心的人。我们不大可能在人际互动之外感觉受到了伤害。如果架子突然倒塌、电脑死机或者汽车不能发动，我们的反应一般不大可能是觉得受到了伤害。

伤害我们的人际事件通常包括：

- 遭到他人批评
- 遭到他人利用或辱骂
- 遭到他人拒绝
- 遭到他人背叛
- 遭到他人排斥或忽视

从以上列表中可以看出，所有造成伤害的 A 都与我们和他人的互动有关。我们认为，出于一两种人类的基本生活目标，上述不良事件会引起我们的注意。在日常生活中，对我们而言，社会互动以及保持与自身社会领域的紧密结合是至关重要的。因此，我们的目标与维持这些社会联系有关。然而，当我们身边的人对自己不好时，这就对我们目标的安全性构成了威胁，因而威胁到了我们的安全。这样，与该个体维持健康关系的目标就中断了。

伤害 ABC 模型中的 B   推论

伤害中的第一组推论与他人的已有表现有关。我们或许更易捕捉到他人表现出的行为、作出的评论，然而只有将行为或评论归为消极的，我们才会感觉受到了伤害。例如，如果爱人表现出了背叛，那么我们的第一个推论就是将行为视为背叛。同样的模式适用于批评、利用、辱骂等。除非我们将行为界定为对自己有害，否则我们不会认为它导致了伤害。德莱顿（Dryden，2007）提出的分类包括被忽视、不受重视、被排斥以及权利被剥夺。我们还可以在该分类中加入被利用或辱骂的推论。

其次，我们需要确定他人这样对待自己，是否错在我们。只有得出推论，认为他人对待自己如此不公（推论 1）错不在己，才会产生伤害。这时我们过滤掉了自己的责任。如果我们认为他人不应如此对待自己，那么我们就没有责任，并且会感到自己受到了伤害。对于来访者，通常可以使用这一推论来帮助其理解自己的情绪反应。例如，有同事在工作中被上司忽视了，他们没有被告知申请上司助理的职位，因此他们觉得很失落。当问及他们是否做错了什么才遭到了上司的忽略，他们的反应很强烈，认为上司这样对待自己错不在己（在同事的许可下，我们对这一例子进行了扩展，如下文ABC举例所示）。因此，我们发现，要想明确个体是否正遭受伤害这一情绪问题的困扰，一种直接有效的方法就是询问"遭到如此对待，错在你吗？"

评估

在理性情绪行为疗法的文献中，自我伤害和非自我伤害之间存在明显区别（前者是对整体自我评价的一种评估，而后者则是低耐挫性）。然而，根据我们的经验，这种区别通常是理论上的，并未反映出许多来访者的真实经历。在认知行为咨询中，我们注意到有三种评估对伤害体验极为重要。

第一种评估是苛求。与其他不健康情绪中的苛求一样，伤害中的苛求必须与推论在事件上存在一种相互关系。通过建立起他人应该如何对待自己的规则，苛求促进了二分思维，而仅凭推论本身，是无法必然推导出这种思维的。因此，苛求与对他人行为的推论有关。这可能相对比较简单，例如"你不能背叛我"或"你不能指责我"。然而，越是表面的苛求，其强度就越大，它表现为"你不能这样对待我，我并没有错"。这种苛求更强有力，因为在作出了两种推论（遭到了不公对待、自己并没有错）之后，它使个体更觉得自己受到了伤害。

对伤害的第二种常见评估是低耐挫性。大多数A上的事件被推断为不公平的，因为个体认为自己并未犯错，所以常常会出现低耐挫性（即"这不公平"）。此时，个体作出的评估使这种经历（不该遭受的粗暴对待）如此不公平，以至于令人无法忍受。

伤害的第三种也是最后一种评估是整体自我评价（参见 Hareli & Hess，2008）。如果某人对我们很不好，然而我们并无过错，那么作为个体，这告诉了我们什么呢？我们会不由自主地从存在的角度出发而在他人眼中定义自我，这已经悄然潜入了我们的认知过程中，并且当我们试图理解伤害的认知过程时，我们发现自己无法摆脱这种存在的视角。我们得出了以下结论，即自己在他人眼中必定是低人一等的、微不足道的、糟糕的、毫无价值的（否则他们不会如此排斥或诋毁自己），由此我们获得了一种整体自我评价。然后我们确定他们是对的，事实上确定是我们不好，我们低人一等，不配得到他人的好脸色。

ABC 举例

A	B	C
未被告知申请上司助理的职位	他们忽视我（推论） 我并未犯错却遭到忽视（推论） 我不应该遭受如此对待（评估） 我不能忍受遭到如此不公的对待（评估） 他们肯定认为我毫无用处而他们是对的（评估）	伤害（情绪） 愠怒的退缩，等待上司迈出第一步（行动倾向） 夸大被忽视的不公平感（认知结果）

表 16.1

认知行为咨询中伤害的核心治疗目标

在本章引言中，我们将伤害描述为一种十分痛苦的情绪体验。因此，认识到这一点并将这种理解传达给来访者是至关重要的。如果没有认识到这一点，那么来访者为了保护自己，就可能会回避伤害体验，表达出愤怒或其他一些情绪障碍问题。他们这样做并不是在故意逃避，而是因为不希望再次体验伤害带来的痛苦。来访者也可能会认为伤害经历表现出了自己的软弱，害怕咨询师不赞同自己，他们担心暴露自己，由此羞于说出自己感受到了来自他人的伤害。遗憾的是，为了明确来访者的思维过程，咨询师需要他们去体验受伤害的感觉，因为只有这样，才能接近核心评估。如果没有这种情绪，来访者只会将其体验合理化，他们似乎已经接受了自己的命运，却并未从咨询中真正受益。咨询师通过向来访者坦承痛苦经历的存在，从而使来访者能够更安全而彻底地表达出自己受到的伤害。

在运用上文所述的同感时（又参见基本指南），我们需要提醒咨询师的是，要随时关注来访者的感受及其对感受的描述。对咨询师而言，无论该事件看上去有多么微不足道，它正在对来访者造成伤害，咨询师应当帮助来访者去尽量减弱，或通过解释而消除对其造成伤害的他人行为。

伤害中认知行为咨询的主要目标之一是帮助来访者认识到伤害导致其进一步出现了自我挫败的行为和想法。这些反过来又延长了伤害体验，因而它只能延续来访者的痛苦。在这个过程中，咨询师试图促使来访者找到一种健康的替代情绪。德莱顿（Dryden，2007）使用了悲伤一词作为伤害的健康变体，我们这里也使用了这一词语。然而，我们也认识到，许多来访者也许会认为这不过是一种表面上的努力，只是用一个词来代替另一个词而已。事实上，在许多人的词典中，伤害和悲伤这两个词语是通用的。因此，与来访者商议情绪目标时，我们通常会刻意说明悲伤是健康的，因为它可以帮助我们接受无法改变的事实，并帮助我们以一种更加积极的方式恢复或开始改变自己。因此，出于简便考虑，也出于避免使来访者产生困惑，我们会分别以"健康的"和"不健康的"来开始讲解伤害和悲伤。

来访者常常难以将伤害或悲伤的一种体验推及另一种体验。因此，尽管他们可以在一种环境中体验悲伤并据此做出行动，但是我们却不能期望当他们试图解决另一些特定困难时，头脑中能够出现同样的想法。因此，这时我们常常会发现，有用的做法是使来访者明白伤害的自我挫败本质以及悲伤的自我提升（和关系提高）本质。在这一点上，我们同样也要避免使用诸如接受已发生的事情等话语，而要更多使用诸如恢复等词语。在恢复中，无论我们有什么样的不足，都能够拥有更加满意的生活。

在伤害中，对信念的质疑也遵循了我们在基本指南中所界定的流程。然而，我们要强调的是质疑过程的核心结果。首先，他人的不公行为是否可以忍受并且值得忍受。此时我们会与来访者就以下问题进行沟通，即通过学会如何忍受他人的不公行为，我们会变得更加勇敢和坚定，而不是断言自己无法忍受。然后，随之而来的勇气会使我们进一步反省，从而更有效地应对他人的问题行为。其次，针对伤害中整体自我评价的存在本质，我们会鼓励来访者思考，当他人对自己不公时，自己作为个体，实际上有何改变。此时，我们试图让来访者不要依据他人标准而定义作为个体的自己。事实上，当他人对自己不公时，我们并没有改变，虽然我们的感受会有所不同，然而我们的自我并没有被改变。我们只不过是选择了依据这种新的（武断的）标准，重新定义自己。

第 17 章

嫉妒

在认知行为咨询的实践中我们注意到，许多来访者受困于一种隐藏的嫉妒，从而无法解决某些问题，因此，我们发现嫉妒常常是一种元情绪问题。然而，在我们接触的许多来访者身上，嫉妒已经成了一种特殊的主要问题，尽管它常常伪装成愤怒或抑郁，我们认为这是因为人们不愿承认自己内心存在嫉妒。不过，除了嫉妒的认知行为疗法模型，其他此类模型颇为少见，而且在一般性的介绍中通常也不会有所涉及。因此，我们试图向读者介绍认知行为咨询如何看待嫉妒，以及如何解决嫉妒问题。

健康的嫉妒是一种相对常见的人类情绪，广告商会利用它来向我们巧妙地传递"你也可以拥有这样的生活"之类的信息，从而鼓动我们购买各种产品，例如生活用品、汽车、房子等。因此，健康的嫉妒会促使我们追求他人拥有的东西，并激励我们为了自己想要的东西而努力工作。这并不是我们在认知行为咨询中要解决的嫉妒问题。

英文中有一句关于嫉妒的谚语，我们认为它很好地总结了认知行为咨询的态度，这个谚语就是"妒箭射他人，受伤是自己"。在下文中，我们将详细说明如何运用嫉妒的认知行为咨询模型，以及何时开始与来访者思考这个问题。

认知行为咨询模型的关键元素

嫉妒 ABC 模型中的 C

在哲学文献中，嫉妒的情绪体验颇受关注——事实上可以追溯到亚里士多德——并且它也是其他心理模型的一种特征（如1969年鲍尔比提出的依恋理论）。然而，已有论述大多关注于嫉妒是如何产生的（通常涉及 A 和 B），而不是嫉妒的实际感受。这是相当不寻常的，因为我们的自身经验，以及来访者常常会描述和提及的嫉妒体验都让我们意识到，我们许多人都颇为熟悉与嫉妒有关的感受。如果嫉妒是健康和良性的，那么它会促使我们努力使自己变得更好，或者去追求一些梦寐以求的目标和利益。然而，如果嫉妒是不健康和不好的，那么它常常就会麻痹我们，令我们感到痛苦、不开心，觉得失去了什么。我们也许还会感叹自己时运不济。从这种意义上讲，我们认为，不健康的、不好的嫉妒使我们陷入被动，破坏自己生活的基本目标，或者导致我们想要恶意贬低自己嫉妒的那个人（van de Ven et al, 2009）。此外，不健康的嫉妒会盘踞在我们心中，破坏我们想要自助或使自己变得更好的努力。

除了破坏我们的其他努力，嫉妒也可以体验为一种真实的情感痛苦。它可能表现为我们内心某些深刻的东西丢失了，从而导致了一种虚无和空虚感，而我们觊觎的东西正好填补了这种空虚。这种心理上的痛苦常常被曲解为抑郁或被归入抑郁之中，尤其鉴于这种感受可能伴随着被动、愤怒的反应。然而，嫉妒并没有让我们感到虚无、空虚，这是单纯抑郁时的核心情绪过程，相反，我们强烈感觉到有一种什么东西正在消失，我们并不空虚，只是不完整。

如果我们嫉妒某些东西，觉得这些东西对于自我的整合感、未来前景和地位或者总体幸福感是必需的，那么这种情绪通常就会盘旋在我们的心头。在来访者身上，我们发现嫉妒几乎是寄生的，它依附于其他情绪问题，并且削弱了来访者努力的决心和改变的承诺。在会面中，它常常表现为诸如以下这类问题："为什么我总要这么努力地工作，而别人的工作却比我轻松得多？"来访者往往会持续认为"可怜的我没有他们那样幸运，我不应该这么倒霉"。正如古希腊哲学家赫拉克利特（Heraclitus，公元前 540—前 480年）所言："我们的嫉妒总是比我们所羡慕之物所带来的幸福更持久。"

基督教信仰认为与嫉妒有关的行为倾向和行为是一种罪恶。在不健康的、不好的嫉妒中，我们并不拥有自己所羡慕的东西，但这还不够，我们想要破坏或减少这种东西给自己的对手所带来的快乐。因此，我们主要的行为倾向可能包括努力破坏他人的好运（van de Ven et al, 2009）。这时，我们使用了好运气这种说辞来委婉表达对嫉妒的 A。这些行为倾向会导致我们在言语上贬低他人的成功或好运，认为他人是通过某些卑劣手段才获得了某些东西而诋毁他们，或者促使我们直接通过努力去超越他人，而我们这样做仅仅是为了获得渴望的优越感。

嫉妒的认知后果是，对他人拥有而自己却没有的东西，在其价值上进行总结（这种东西可能是实物，如财产，或者是基于生活方式和地位，如好运）。设想你嫉妒一位同事刚刚获得了晋升。在升职之前你认为他和自己水平相当，而现在他却胜过了你。如果你的嫉妒是健康而良性的，它会驱使你关注自己的长处，寻求在未来获得晋升。然而，如果你体验到的是一种不健康的、不好的嫉妒，那么你会觉得实际上自己无法超越同事，并因此得出结论，认为其晋升对他而言是诅咒而非福音。在我们试图贬低、削弱、轻视和批评他人的成就及其未来角色时，这个过程就显示了嫉妒的认知后果。认知后果的另一种类型是得出结论，认为他人获得好运是因为使用了低劣手段。换句话说，我们的结论是他人各方面都比不上自己，所以他不配有此好运，因此，他们获得比自己更高的职位肯定有其他一些原因。这时我们会进一步得出结论，认为他人可能使用了调情、贿赂、敲诈或其他一些不正当手段，才获得了高职位。因此，认知后果要么是诋毁他人已拥有的东西，要么是恶意抹黑他人是如何获得这些东西的。这两种后果都不会增加你晋升的机会。

嫉妒 ABC 模型中的 A

在嫉妒中，基本的 A 是你观察到他人拥有自己所渴望的某种东西。他们可能拥有某些实物、关系或明显走好运，或者至少没有经历你遇到的困难。这些也许会以具体事件的形式呈现出来，如上文中的同事晋升，或者是某些更普遍的事件，如我们认为走运的这些人所拥有的生活方式和地位。在嫉妒中，A 的基础是他人拥有来访者所缺乏的东西（这些东西也许是实物、关系、某种特质或特征，或者地位），并且这种缺乏与个体的基本目标（即感受快乐、没有痛苦）相冲突。设想一下渴望拥有其他孩子手中玩具的小孩。他们会告诉父母说，没有这个玩具，自己很可怜和无聊。正是这种梦寐以求的东西（无论它是一种实物还是一种经历）和没有它生活就有缺憾的这种观念相结合以后，才形成了嫉妒 ABC 模型中的 A 主题。

如果我们认为他人一帆风顺，那么嫉妒时的 A 就要更复杂一些。嫉妒会进一步麻痹抑郁或愤怒的来访者，他们嫉妒他人不必一样努力工作就可以出人头地。因此，在嫉妒中 A 常常会表现为另一种情绪问题，从这个意义上说，嫉妒是一种元情绪问题。

嫉妒 ABC 模型中的 B　　　　推论

嫉妒的推论与 A 中的观察密切相关。推论的第一阶段是得出结论，认为他人拥有自己没有的某种好东西。它可能只是对某物体、特质、关系或状态的一种恰如其分的陈述。然而随后的推论是我们缺乏这种东西。这种推论的结构通常是比较性的或竞争性的，例如"他们**比**我过得更好"。这不仅仅是通过观察就能得出的，因为我们不可能了解他人的全部生活。推论的下一个构成是，如果拥有了渴望之物，那么我们的生活就会变得更美好。这一推论可能会表现为"要是我有了这种[东西]，我的生活就会变得更好/更容易/更充实"。这一推论并非基于事实，因为我们其实无法知道拥有该物体会带来什么影响，除了也许会暂时缓解我们的嫉妒。因此，推论的第二个阶段与以下预测有关，即如果我们有了对手有的东西，那么自己的生活将会获得怎样的提升。

评估

我们推论出他人拥有自己所没有的东西，并且预测如果这种差异消失，那么自己的生活就会变得更好，这种推论导致了第一种非理性评估。由此，个体建立了这种差异的规则。与其他情绪一样，这种规则表现为严格苛求。用语言表述出来就是"没有我想要的东西，我就过得不好"。显然，它可能会表现得更为具体，这取决于个体的渴望之物是什么，不过这种结构已足以解释导致嫉妒的严格规则。

第二种评估是对差异的极端负面评价。它表现为低耐挫性。正如前文所述，就根本而言，如果嫉妒是基于二者间存在差异的一种推论，并且这种差异违背了以下严格规则，即个体必须拥有自己渴望之物（否则将永远不会快乐或变得更好），那么个体就会认为，无法获得渴望之物是令人无法忍受的。这种评估增强了苛求规则的严格性，因为它夸大了以下苛求，即如果我们不能忍受没有获得渴望之物，那么我们就绝对应该拥有它。

嫉妒的最终评估则是由于缺乏某物而产生的自我评价。这时，他人拥有我们所渴望的东西，而他人的这种优越性完全遮盖了我们对自己的看法。由于我们认为正是因为这种差异，他人才比自己过得更好，所以我们作出了以下评估，即将自己缺乏这种东西视为自我价值感的本质。因此，用认知行为咨询的术语表达出来就是，我们的整体自我评价是自己由于缺少这种东西而不及他人。所以，如果个体渴望拥有他人的特性（如外貌有吸引力），那么就会苛求自己也应该拥有内心渴望之物，认为没有它的生活是如此艰难，并且没有它的自己是丑陋的、毫无价值或不受重视的。有时候，前来咨询的来访者会将其自我感知完全置于对某物的渴望之中。正因如此，当他们看到自己缺乏渴望之物时，其结论就是没有它，自己简直一无是处或者毫无价值。

以上评估与不健康嫉妒有关。导致了健康良性嫉妒的评估则是更合理的、对个体更有益的。喜好取代了苛求，例如"我希望拥有自己渴望的东西，但是我并不需要它"；高耐挫性评估取代了低耐挫性评估："没有我想要的东西，生活也许会更艰难，但是我可以忍受这种生活，并且这种忍耐是值得的。"无条件自我接纳取代了整体自我评估："没有我想要的东西，现在我可能不会那么舒服，但是这并不影响我对自己作为一个人的定义，我的价值并不取决于拥有自己想要的东西。"

ABC 举例

A	B	C
同事们比我先获得了晋升	他们比我幸运（推论） 要是我有他们的好运，我的生活会更容易（推论） 我值得拥有，因此，我完全应该拥有和他们一样的好运（评估） 我不能忍受缺乏自己想要的运气（评估） 没有好运气，我就永远无法获得晋升并且毫无价值（评估）	嫉妒（情绪） 渴望破坏他人的成就（行为倾向） 他们不过就是运气好，因为老板喜欢他们（认知结果）

表 17.1

认知行为咨询中嫉妒的核心治疗目标

正如开篇所言，在咨询和治疗中，恶性的、不健康的嫉妒问题比乍一看要更加普遍。我们有时会发现，尽管备受困扰的来访者知道自己该如何去做、为什么要这样做，却似乎无法在其他情绪问题上有所改善。这时候，来访者可能会说，自己没有获得改变是因为出于嫉妒而不够努力。因此，在考察认知行为咨询中的嫉妒问题时，我们认识到来访者很少会在最初就把嫉妒作为一个问题而提出来，但是嫉妒会阻碍来访者在其他情绪问题上的进展，因此关注这个问题颇为重要，尤其当来访者的进展落后于预期时。如果尽管来访者知道家庭作业有助于解决自己的问题，却依然多次没有完成任务，那么就尤其需要注意了。这时，咨询师就应当关注嫉妒可能起到的作用了。例如，来访者没有按照要求而努力，因为他们嫉妒那些没有如自己这般遭受困扰，或者显然生活更称心的人。

一旦嫉妒问题被确定下来，那么咨询师的首要任务之一就是判断这种嫉妒是否健康。我们发现，让来访者反思嫉妒是否导致了自我挫败的行为方式，会使其获益匪浅。如果确实如此，那么我们建议来访者将这种情绪命名为恶性嫉妒。然而，如果嫉妒导致了自我提升的行为，而该行为并未影响他人生活，那么我们建议来访者将这种健康的负面情绪称为良性嫉妒。大多数来访者都能够较容易地回忆出以往的良性嫉妒经验，此时他们付出努力以获得自己渴望的某些东西、特性、技能或状态。一个常见的例子是学开车。来访者会回忆起自己不会开车时对会开车者的良性嫉妒。这时，我们会要求来访者回忆其行为表现。他们破坏了他人的开车技能吗？认为他人通过了驾驶考试是凭借运气吗？来访者通常会说自己去驾校学习，努力通过测试。这有助于将恶性嫉妒和良性嫉妒区别开来，前者常常对个体毫无益处，而良性嫉妒则有助于个体为了某一具体目标而努力。

咨询师和来访者的下一个任务是明确嫉妒的东西。在我们的 ABC 模型中，这是确定 A 的过程。这可能相当容易，尤其是如果它与占有有关，这时来访者能够较容易地找出这种东西。然而，如果恶性嫉妒与他人生活的某些特性或方面有关，那么要找出嫉妒的东西就会更加困难。这时候就可以运用 A 的模型驱动假设，它可以通过推论和评估获得。例如，如果来访者无法描述自己所嫉妒的东西，它也许是一种特性或某些微妙的东西，那么诸如"你认为是什么如此不公平？"这类问题则有助于咨询师引导来访者找出 A。

一旦明确了 C、情绪目标和 A，咨询师就应该开始进行苏格拉底式的提问，以帮助来访者引出导致嫉妒的 B 想法和信念。如果推论表现为常见的负性自动思维，那么它会对来访者产生影响。这时，咨询师可以运用推理链或向下的阶梯技术，以确定进一步的推论和评估。我们发现使用情感来驱动这一过程是有帮助的。因此，诸如"你对那个感到嫉妒吗？"这类问题可能会有所帮助。通过使用情感驱动这一过程，有助于来访者找出评估。

一旦确定了导致嫉妒的推论和评估，就可以开始思考用什么来替代它。这时，咨询师的目标是帮助来访者建立更合理的、功能良好的想法和信念，这些想法和信念有助于来访者产生良性嫉妒，而不是恶性嫉妒。在嫉妒中，对于推论和评估的辩论，我们都要给予同等重视，因为推论通常是相当泛化的。在以上 ABC 举例中，"他们**比**我幸运"的推论通常与他人在某方面的运气有关，而这一方面对于来访者来说很重要。然而，这恰好又说明了来访者的标准是武断的。这时，我们要帮助来访者更具体准确地表达出好运的本质是什么。例如，同事幸运地获得了晋升，然而他们在生活的其他领域中可能就没有那么走运了。实际上，他们的运气本身已经导致了来自他人的负面看法。随后，我们可以鼓励来访者发展出他人获得晋升的其他假设；例如，它也许是由于同事工作很努力，或者他们善于展现自己的成绩。这一过程很重要，因为当来访者开始体验到良性嫉妒并为了其目标（如获得晋升）而努力时，它也揭示了来访者或许能够接受的行为结果。这时，对整体自我评价、低耐挫性和苛求规则展开质疑就变得容易了，正如基本指南中所指出的那样。

最后，如果嫉妒是其他情绪障碍的一个元情绪问题，那么咨询师就需要经常审视良性嫉妒战胜恶性嫉妒的这一工作过程。这很重要，因为恶性嫉妒的自我挫败性会使来访者较易出现倒退。如果对手或渴望之物突然发生了改变，那么倒退就会发生。例如，如果来访者意识到为了实现良性嫉妒而非恶性嫉妒，自己需要努力改变态度，那么这时他们可能会发展出新的对手——咨询师，由此可能会出现另一个嫉妒问题。一位来访者将这个问题表达如下，"对你来说这一切似乎很容易，可能你并没有像我一样处境如此艰难"。它可能会导致治疗联盟的破裂，咨询师需要对此保持警觉，并要解决这个问题。

第 18 章

结束语

在本次第 2 版的编写过程中，我们时刻都在反省自己是否关注了以下问题——在采用认知行为咨询解决从轻度到中度的各种心理问题时，咨询师需要在最大程度上发挥其作用。这意味着要舍弃太多我们本想纳入此书的内容，因为如果要把这些内容包含在内，那么这本薄薄的从业者指南就会变成一本搁置于书架的大部头著作，而不是便于咨询师随身携带的参考书了！

例如，在开始对新的来访者进行认知行为咨询之前，就有许多问题需要考虑，而这些问题超出了我们已介绍过的基础内容，咨询师需要通过其他途径——可以是同事、咨询师供职的服务机构所提供的资源和指导或出版物——获得相关指导。还有许多复杂的问题，这些问题涉及来访者的自杀风险或伤害他人（包括咨询师）的风险；涉及人格障碍或复杂的诉讼，而呈现出来的问题并非个体前来求助的真正问题；涉及身体健康问题，以及需要医疗或精神科团队或家庭治疗团队参与的其他复杂问题，如果咨询师独自解决这些问题，就会是危险的，也是不合适的。

认知行为疗法的第三次浪潮与新近发展

我们在本书中不得不舍弃的另一个感兴趣的主要领域是认知行为疗法的新近发展。自本书第 1 版面世以来，甚至"标准的"或基本的认知行为疗法都已经获得了速度惊人的发展，而这些发展已足以对我们所提出的整合的认知行为咨询中的一些关键领域提出挑战，我们追随并发展了贝克和艾利斯（Beck and Ellis）所创立的鼓舞人心的模型，而这些发展来自并在极大程度上包含于这些模型之中。

"第三次浪潮"这一新近方法和其他近来的发展超出了我们的职责范围，其各自的从业者指南也有相关的详细介绍。尽管本书的目的不在于介绍这些方法，但是我们也吸收了其中一些有益于我们整合的认知行为咨询模型的内容，并且我们也相信，在这些令人兴奋的新方法中，如果要更好地运用和学习其中某些方法，那么本指导也提供了必要的基础知识。

第三次浪潮中的某些方法共同体现了一种新的导向，即从主要关注于功能失调认知的内容转变为关注于改变其关系。贝克在其早期构想中就已经提出了这一重要理念。例如，贝克（Beck，1976）将**去中心化**描述为个体将无意识思维作为心理现象而非现实的相同物，并对其进行审查的能力。去中心化是指个体能够区分"我相信"和"我知道"。"在改变患者易于受到扭曲的那部分反应时，这种区分能力至关重要"（Beck，1976，p. 243）。

许多心理学家认为去中心化这一概念是第三次浪潮方法的关键。的确，虽然第三次浪潮的治疗方法来自不同的理论框架，但是它们都倾向于共同遵循一条最终的路径，而去中心化就是这条路径的一个关键概念，并且它也是该过程的第一步。

基于正念的认知疗法

西格尔等指出，抑郁症的传统认知疗法通过改变抑郁思维的**内容**而达到治疗效果，但是"……我们意识到还有另外一种可能，即治疗之所以有效，是因为它在内部改变了患者与其负面想法和感受之间的**关系**"（Segal et al，2002，p. 38）。他们发现患者获得了另一种视角，将想法和感受视为当下的心理事件。该洞见导致了方法上的一种根本性转变。如今去中心化不再被视为认知疗法的许多构成部分之一，而是被视为认知疗法的核心。这种转变可以使具有抑郁复发史的患者未来不再抑郁。

咨询师可以向来访者传授摆脱抑郁思维模式的"思维管理"技术，以预防抑郁的复发。这种方法导致形成了基于正念的认知疗法（Segal et al，2002）。它源自卡巴金（Kabat-Zinn，1990）发展出来的一种方法，这种方法指导患者如何放弃自己的负面想法，如何只将它们视为想法，将患者从其创造出的、导致抑郁复发的扭曲现实中释放出来。基于正念的认知疗法能够使个体从根本上改变与其负面想法和感受之间的关系，而不是改变其内容。对正念的这种非判断性的、当下的关注可以使患者脱离功能失调的心理状态。

元认知疗法

与基于正念的认知疗法一样，元认知疗法（Wells，2009）并不提倡对负面自动思维或传统图式的内容进行挑战。相反，元认知疗法聚焦于思维风格的心理过程，对认知进行关注和控制。元认知疗法的创始人艾德里安·威尔斯（Adrian Wells）指出："……在认知行为疗法中，障碍是由认知内容所导致的，而在元认知疗法中，障碍是由思维过程的控制方式及其所采取的风格所导致的。在元认知疗法中，内容**的确**也很重要，然而重要的是元认知的内容，而不是认知的内容"（Wells，2009，p.651）。

治疗主要集中在元认知水平，不需要去挑战负面自动思维或图式的内容。咨询师既要帮助患者知道如何应对威胁性的、负面的想法，也要帮助患者知道如何才能做得更好。塑造元认知过程或获得"如何去做"的知识是通过以下两方面来完成的，即体验与认知的各类关系以及操纵诸如注意力和担忧控制等认知过程。因此，元认知疗法包含了诸如注意力训练等技术，这是一种分离性情境注意力再聚焦，其目的在于塑造和发展出必要的程序性的元认知或"如何去做"（即体验性的）的元认知（Wells，2009）。

接纳与承诺疗法

接纳与承诺疗法（Hayes et al，1999）遵循了与其他方法相类似的一条最终共同路径，尤其强调了正念接纳。然而，较之其他第三次浪潮中的疗法，接纳与承诺疗法源自一种完全不同的、更早的传统，即激进的行为主义。

接纳与承诺疗法与传统认知行为疗法的不同之处在于，它并不试图教导个体去控制自己的思维、感受、感觉、记忆以及其他私人事件，而是教导个体"仅仅去注意"、接纳和拥抱自己的私人事件，尤其是先前所回避的。接纳与承诺疗法帮助个体认识到一种超验意义上的自我，它称为"语境自我"或概念"我"——始终在那里观察和体验的"我"，但是它不同于个体的思维、感受、感觉和记忆。接纳与承诺疗法通常采用 6 个核心原则来帮助来访者发展其心理弹性：

1. 认知解离：学会将思维、意象、情绪和记忆觉知为它们就是如此，而非它们似乎如此。

2. 接纳：允许它们自由出现在头脑中而不对此感到纠结。

3. 与此刻保持联系：觉知到此时此刻，体验开放性、兴趣感和接纳。

4. 观察自我：认识一种超验意义上的自我、一种正在变化的意识的连续性。

5.价值：发现什么对于个体的真实自我是最重要的。

6.承诺行动：依据价值而设定目标，并承诺实现目标。

双重表征法

布鲁因（Brewin，1989）和布鲁因等（Brewin et al，1996）认为情绪体验记忆中的双重表征是最小的认知结构，可以在该认知结构下来理解情绪和认知之间的复杂关系。一种是个体通过对其逆境反应的无意识平行加工而获得的知识，它储存在情境激活记忆中，另一种知识则是通过对此类情境的更有限的意识经验而获得的，它储存在话语激活记忆中。尽管原则上话语激活知识可以有意识地进行询问和提取，然而只有当环境输入与储存记忆的特征相匹配时，情境激活知识才能自动提取出来。在这个双重表征理论中，这两种类型的知识都可能引发适应不良的情绪和行为。

通过实施认知行为疗法干预，双重表征理论和其他这类多层次理论（如 SPAARS、ICS）对于**整合**基于条件作用的学习和治疗方法（如创伤后应激障碍中的病理性重现），以及基于认知的方法（如创伤后应激障碍的重现中对"热点"的认知重构）产生了重要影响。个体通过再次体验，将编码于情境激活记忆中的创伤和创伤类型意象提取出来，然后通过传统的认知疗法对其进行修改和重新引入。这种方法最初是为了治疗创伤后应激障碍而发展出来的，现在则广泛应用于其他的焦虑症和抑郁症中，也是目前认知行为疗法中发展速度最快的领域之一（如 Butler et al，2008；Grey，

2009；Stopa，2009）。

怜悯心训练

保罗·吉尔伯特提出了基于进化心理学的"社会心理理论"，并由此发展出了一种称为慈悲心训练的认知干预形式（Compassionate Mind Training，CMT；Gilbert，2007），其目的在于帮助抑郁的来访者克服特定类型的负面自动思维，而这种思维会抵制基本的认知行为疗法。这些思维是自我攻击的，会导致持久的羞愧以及相应的功能失调行为模式。慈悲心训练旨在帮助那些内心羞愧、自我批评和自我谴责的个体，使他们对自己产生慈悲之心，从而减少或消除羞愧感。

图式疗法

图式疗法（Young et al，2003）吸收了认知疗法和其他多种心理治疗方法，它最初是为了解决人格障碍问题，尤其是边缘型人格障碍问题，但是现在已经应用于诸如抑郁等其他问题的治疗中。图式疗法的最终目标是以更健康的图式来替代适应不良图式。杨（Young）将适应不良图式定义为儿童时期缺乏基本情感需求，并与父母、看护人或与儿童成长生活有关的其他人缺乏恰当的关系、纽带或行为。其中的体验技巧之一是帮助来访者重温童年的创伤性互动，以激活一种重要的适应不良图式。随后，治疗师进入童年情境，通过部分扮演儿童看护人的角色而与其建立起关系纽带，然后帮助作为成人的来访者扮演这种看护人的角色，并通过满足其先前未得到满足的需求而对图式进行修改。

以上总结只是最新发展的一部分，并不详尽，我们选择介绍的模型都已经在认知行为咨询方法中直接或间接地使用过。

结束语

尽管尚有许多发展并未论及，但是我们认为在该第2版中所介绍的认知行为咨询新近模型将促进新近发展的整合。对于这种方法的所有使用者，我们建议参照认知疗法评定量表（修订版：Blackburn et al，2001）和理性情绪行为疗法能力量表（Dryden et al., in press）。这是基于我们对 ABC 模型的使用，而且较易将认知行为疗法的新近发展吸纳进来。我们希望，第2版会对你和来访者的咨询有所帮助。

附录

来访者指南
和 CBC 工作表

向来访者提供以下这些指南和工作表，是为了帮助其完成任务，并记录和追踪 CBC 的各个阶段。指南包括三种，即准备指南、评估和目标规划指南以及改变选项指南。

在任务简介、行动总结和案例中，针对咨询师如何以及何时向来访者介绍指南，给出了建议。

附录 1

准备指南

亲爱的_____

你可以运用本准备指南和工作表去开始解决一个也许你正在面临并寻求帮助的问题。这些步骤有助于你和咨询师更好地理解问题，有助于你判定认知行为咨询的方法是否会对自己有所帮助，并为接受这种治疗而开始作准备。试着**概括性地**把问题描述出来，即通常发生的事件类型。使用这些步骤来帮助你填写准备工作表。

完成了准备工作表以后，咨询师会请你将其作为会面之间的实验性测试，来帮助你发现每当自己遭受情绪困扰时，是否会出现负面自动思维和信念。为了完成这个实验，你可以通过日常思维记录来记录自己的感受和想法。

准备步骤

- 步骤 1. 在准备工作表上，用你自己的话、以你自己的方式概括出主要问题。

- 步骤 2. 写下当面对这类问题时，你通常感受到的困扰情绪，以及这时你通常会做出或想要做出的徒劳的行为表现。

- 步骤 3. 写下当经历这一问题时，通常发生的那类不良事件。

- 步骤 4. 写下当面对这类问题时，你希望自己会有的感受和行为。

- 步骤 5. 写下当面对这个问题时，你通常会出现的导致自我感觉和行为更糟糕的负面想法。

然后写下另一种思维方式，它会使你出现所希望的感受和行为。

步骤 1

表 A 1.1

对问题的概括性描述
这是我对自己当下问题的概括性描述

步骤2

表 A 1.2

问题和目标的关键		
		问题情绪/行为 这是当面对这类问题时，我的感受和行为

步骤3

表 A 1.3

问题和目标的关键		
不良事件 这是当我经历这一问题时，会发生或可能会发生的这类事件		

步骤4

表 A 1.4

问题和目标的关键		
		情绪/行为目标 这是当面对这类问题时，我希望自己会有的感受和行为

步骤 5

表 A 1.5

	问题和目标的关键	
	偏差信念 面对这类事件时，我通常会有这些想法， 它们导致我的感受和行为变得更糟糕	
	替代信念 这是一种替代性的思维方式，它应该 会导致我所希望的感受和行为	

已完成的准备工作表应当填写好所有内容，如匣 A1.6 所示。请注意信念与其相应情绪和行为之间的联系——B—C（信念—相应情绪）连接。

已完成的准备工作表（对步骤 1—5 的回顾与总结）

表 A 1.6

对问题的概括性描述		
步骤1： **这是我对自己当下问题的概括性描述**		
问题和目标的关键		
步骤3：不良事件 这是当我经历这一问题时，会发生或可能会发生的这类事件	步骤5：偏差信念 面对这类事件时，我通常会有这些想法，它们导致我的感受和行为变得更糟糕 步骤5：替代信念 这是一种替代性的思维方式，它应该会导致我所希望的感受和行为	步骤2：问题情绪/行为 这是当面对这类问题时，我的感受和行为 步骤4：情绪/行为目标 这是当面对这类问题时，我希望自己会有的感受和行为

准备工作表

姓名 _____
日期 _____

对问题的概括性描述		
问题和目标的关键		
不良事件	偏差信念	问题情绪/行为
	替代信念	情绪/行为目标

思维监控步骤

- 步骤 6. 在下次咨询会面之前，只要你感受到了准备工作表中的困扰情绪，那么试着去关注它。一个真实事件、一种生理感觉或仅仅是一段时间内的担忧或沉思都可能会引发这种情绪。你也可以让自己在某个时间里刻意想起这种困扰情绪，以进行这种思想监控练习。

- 步骤 7. 当你关注这种困扰情绪时，试着去关注同时出现的任何负面的、令人困扰的想法。

- 步骤 8. 在日常思维记录表上，将感受写在标注1的那一栏中，将想法写在标注2的那一栏中。同样使用从0到10的一个数值（0表示中性，10表示最糟）对感受的强度进行评价。

- 步骤9. 如果你愿意，也可以简要记下自己想到的不良事件（标注3的那一栏），选择你希望出现的一种替代性感受和行为（标注4的那一栏），以及会导致这种感受和行为出现的一种替代性思维方式。

日常思维记录

不良事件	信念/负面自动思维	情绪问题
3	2	1
	替代信念	情绪目标
	5	4

附录 2

评估与目标
规划指南

亲爱的 _____

感谢你完成了准备工作表。现在你可以继续使用本评估与目标规划指南，还有工作表，以进行更详细的评估和目标规划。工作表分为两部分：一部分用于对问题进行 ABC 评估（其中 A 代表你对不良事件的描述，B 代表你对于事件的信念，C 代表你的相应情绪反应）；另一个部分用于咨询目标的规划。最后，你可以在稍后记录下自己的目标完成情况。

在准备工作表中，你已经根据要求，概括描述了自己希望解决**哪一类**问题。这一次，你要在步骤 1 中对问题举出一个具体事例，**然后当你在咨询师的帮助下完成其他步骤时，要记住这个事例。**与准备指南一样，这些步骤有助于你填写评估与目标规划工作表。每个具体问题使用一张单独的工作表。

评估步骤

- 步骤 1. 在评估与目标规划工作表中，写下一个问题的**具体**事例。
- 步骤 2. 在标注"C：导致的情绪/行为问题"一栏中，写下在问题情境中，令你感到困扰的感受方式，以及已出现的或可能出现的无济于事的行为方式。用 0 到 10 的一个数值来评价你的感受强度或力度，其中 0 表示你对此根本没有强烈感受，10 表示你能想象到的最强烈感受。
- 步骤 3. 在标注"A：具体的不良事件"一栏中，描述这一不良事件，即具体描述实际上发生了什么，或你想象可能会发生什么。
- 步骤 4. 在标注"B^1：关于 A 的可能偏差推论"一栏中，至少写下一种该不良事件可能导致的非常负面的、有偏差的推论。用 0 到 10 的一个数值来评价你认为该推论正确的程度（确信水平），其中 0 表示你认为它不正确，10 表示你完全相信它是正确的，5 表示你的态度处于中间水平。
- 步骤 5. 在标注"B^2：关于 B^1 的极端评估"一栏中，根据你对事件的推断，写下两个或以上你可能会对事件作出的极端评估。如上所述，用 0 到 10 的一个数值来评价你对该评估的确信水平。

目标规划步骤

- 步骤 6. 在标注"情绪/行为目标"一栏中，写下你希望自己会有的感受和行为，也就是说，不会令你感到困扰的、虽然依旧负面但却"健康的"一种负面情绪，以及一种更有效的行为方式。

- 步骤 7. 在标注"B^1：替代性无偏差推论"一栏中，写下一个或更多的替代性无偏差推论，以代替偏差推论，它会有助于你完成自己的情绪/行为目标。如上所述，对你的确信水平进行评价。

- 步骤 8. 在标注"B^2：现实评估"一栏中，在所列标题下写出两个或更多的替代评估，它会有助于你实现自己的情绪/行为目标。评价你对这些评估的确信水平。

- 步骤 9. 最后，在标注"A：重构不良事件"一栏中，如果你已对该不良事件产生了过于消极的记忆，那么写下你希望该事件是如何发生的，或者希望它会如何发生。评价你对这一替代描述的确信水平。

目标实现步骤

- 步骤 10. 在咨询的中间阶段，回到该工作表上来，并以百分比的形式记录下在你完成这些目标时，自己感觉每个目标实现了多少。下面重复了这些步骤，指出了你要把回答填写在工作表的什么地方。此处还提供了一个虚构案例，以说明如何填写。

步骤 1

表 A 2.1

问题的具体事例
这里我描述了自己所面临问题的一个具体事例

步骤 2

表 A 2.2

对具体事例的ABC评估			
A：	B^1：	B^2：	C：导致的情绪/行为问题 **这是当它发生时，令我困扰的感受与行为方式，或者如果它发生了，那么将会出现的令我困扰的感受与行为方式**

步骤 3

表 A 2.3

对具体事例的ABC评估			
A：具体的不良事件 **这是实际上发生的或我想象可能发生的事件**	B^1：	B^2：	C：

步骤4

表 A 2.4

对具体事例的ABC评估			
A:	B¹: 关于 A 的可能偏差推论 **这些是我心里十分消极的、存在偏差的推论,它们使我感到困扰?** 偏差:	B²:	C:

步骤5

表 A 2.5

对具体事例的ABC评估			
A:	B¹:	B²: 关于 B¹ 的极端评估: **这些是我心里的极端评估,它们导致我感到困扰:** 苛求的: 糟透的: 低不适容忍的: 自我/他人/生命贬低的:	C:

步骤6

表 A 2.6

ABC目标			
A:	B¹:	B²:	C: 情绪/行为目标 **这是当此事发生时,我希望自己会有的感受和行为**

步骤 7

表 A 2.7

ABC 目标			
A:	B^1: 替代性无偏差推论 **这些是更积极的、无偏差的推论，它们会促使我完成情绪目标**	B^2:	C:

步骤 8

表 A 2.8

ABC 目标			
A:	B^1:	B^2: 现实评估 **这些是更现实的评估，它们会促使我完成情绪目标**	C:

步骤 9

表 A 2.9

ABC 目标			
A: 重构不良事件 **我希望这样记忆或想象该事件**	B^1:	B^2:	C:

步骤10

我以百分比的形式记录下自己实现每个目标的程度。

表A 2.10

ABC目标			
A：重构不良事件 我希望这样记忆或想象该事件	B¹：替代性无偏差推论 这些是更积极的、无偏差的推论，它们会促使我完成情绪目标	B²：现实评估 这些是更现实的评估，它们会促使我完成情绪目标	C：情绪/行为目标 这是当此事发生时，我希望自己会有的感受和行为
完成的百分比：	完成的百分比：	完成的百分比：	完成的百分比：

对完成评估与目标规划工作表各步骤的总结

表A 2.11

问题的具体事例			
这里我描述了自己所面临问题的一个**具体**事例			
对具体事例的ABC评估			
A：具体的不良事件 这是我记忆中实际上发生的或我想象可能发生的事件	B¹：关于A的可能偏差推论 这些是我心里十分消极的、有偏差的推论，它们使我感到困扰？偏差：	B²：关于B¹的极端评估 这些是我心里的极端评估，它们使我感到困扰： 苛求的： 糟透的： 低不适容忍的： 自我/他人/生命贬低的：	C：导致的情绪/行为问题 这是当它发生时，令我困扰的感受与行为方式，或者如果它发生了，那么将会出现的令我困扰的感受与行为方式

续表

ABC目标			
A：重构不良事件 我希望这样记忆或想象该事件	B¹：替代性无偏差推论 这些是更积极的、无偏差的推论，它们会促使我完成情绪目标	B²：现实评估 这些是更现实的评估，它们会促使我完成情绪目标 喜好的： 并非糟透的： 高不适容忍的： 自我/他人/生命接纳的：	C：情绪/行为目标 这是当此事发生时，我希望自己会有的感受和行为
完成的百分比：	完成的百分比：	完成的百分比：	完成的百分比：

布莱恩的具体事例

表 A 2.12

问题的具体事例			
圣诞节刚过，在一个小型研讨室中，我不得不作了一次报告，它是大学课程作业的一部分，但我报告得一团糟。我感觉糟透了			
对具体事例的ABC评估			
A：具体的不良事件 在极其焦虑时给挑剔的、不友好的老师和同学作报告，并试图隐藏自己的焦虑症状	B¹：关于 A 的可能偏差推论 1) 我深信，如果没有安全行为，那么他们都将目睹我四肢发抖、面红耳赤、心跳加速，我真的会把事情搞砸 10/10	B²：关于B¹的极端评估 苛求的： 糟透的：这太可怕了 低不适容忍的：我简直无法忍受 自我/他人/生命贬低的：我真是个傻瓜	C：导致的情绪/行为问题 感觉非常焦虑 9/10 不看观众，照着手稿逐字逐句地读

	? 偏差: 夸大, 心理过滤器 2) 我深信, 由于 1), 他们所有人都 认为我完全就是 个傻瓜。 10/10 ? 偏差: 读心术		
	ABC目标		
A: 重构不良事件 我想改变自己对 事件的记忆和意 象, 我的表现并 不是很糟, 并且 有理由相信观众 是理解我的	B^1: 替代性无偏差 推论 1) 我的症状并没 有那么明显, 因此 人们可能没有注 意到那么多 3/10 2) 人是不一样的, 有些人持消极看 法, 有些人是中立 的, 而有些人甚至 持积极看法 4/10	B^2: 现实评估 喜好的: 我真的不想 这样, 但它可能就是 这样 (我的苛求不会 阻止它发生) 并非糟透的: 实际上 它并不可怕, 但的确 很糟糕 高不适容忍的: 这的 确令人难以忍受, 但 我还是可以忍受 自我/他人/生命接 纳的: 我可以接受这 样的挫折	C: 情绪/行为目标 健康的担忧 看着观众, 尽管有 症状仍努力应对
完成的百分比:	**完成的百分比:**	**完成的百分比:**	**完成的百分比:**

　　　　　　　　附录2

评估与目标规划工作表

姓名 _____

日期 _____

问题的具体事例			
对具体事例的ABC评估			
A：具体的不良事件	B¹：关于 A 的可能偏差推论	B²：关于B¹的极端评估 苛求的： 糟透的： 低不适容忍的： 自我/他人/生命贬低的：	C：导致的情绪/行为问题
ABC目标			
A：重构不良事件	B¹：替代性无偏差推论	B²：现实评估 喜好的： 并非糟透的： 高不适容忍的： 自我/他人/生命接纳的：	C：情绪/行为目标

ABC 日记步骤

在会面中对 ABC 评估进行过讨论之后，咨询师会建议你开始使用 ABC 日记来代替日常思维记录，以监控你在下次会面前的想法。一旦你和咨询师完成了认知行为咨询的任务，咨询师会让你把这些任务添加到家庭作业中，因此在朝向目标前进时，你不仅需要监控自己的思维、感受和行为，还要改变它们。

● 步骤 1　在下次咨询会面前的每一天，每次当你体验到评估工作表中的困扰情绪时，再次尝试去关注它们。引发这种感觉的可能是一个真实事件、一种生理感受或者只是一段时间的担忧或沉思。你也可以设定一个时间，刻意去回忆令你困扰的情绪感受，以进行这种思维监控练习。

● 步骤 2　当你关注困扰情绪时，试着关注同时出现在你头脑中的任何负面推论和评估。

● 步骤 3　将这种感受写在 ABC 日记中的标注 C 的一栏中，并将你意识到的任何推论和评估写在标注 B 的一栏中。使用 0 到 10 的一个数值，对这种感受的强度进行评价，其中 0 表示中性，10 表示你曾体验到的最强烈的感受程度。同样使用 0 到 10 的一个数值，对你在每个信念上的确信水平进行评价，其中 0 表示你根本不相信，10 表示你完全相信。

● 步骤 4　在标注 A 的一栏中简要记下你想到的（或正在发生的）不良事件。

- 步骤5　当你与咨询师在会面中讨论了如何构建 ABC 目标之后，再进行这一步。当你进行思维监控（步骤1—4）时，同样选择并写下一种你更喜好的健康情绪和有益行为，以及一种有助于你以该方式感受和行动的替代推论和评估。

- 步骤6　当你与咨询师在会面中对挑战和改变推论进行了讨论之后，再进行这一步。当你正在进行思维监控，并且注意到脑海中浮现出了一种负面的偏差推论时，选择一个替代性偏差推论，权衡每个推论的证据，并找机会检验它们。咨询师会帮助你选择一个测试来进行尝试。记下确信水平百分比的任何变化。

- 步骤7　当你与咨询师在会面中对挑战和改变极端评估进行了讨论之后，再进行这一步。当你正在进行思维监控，并且注意到脑海中浮现出了一种极端评估时，选择一个现实的替代评估，并进行一种或多种以下尝试：争论和比较两种信念的正确性，使用这两种信念进行理性情绪意象练习，进行羞愧攻击练习。咨询师会指导你完成这些任务。记下确信水平百分比的任何变化。

- 步骤8　当你与咨询师在会面中对改变痛苦记忆进行了讨论之后，再进行这一步。当你正在进行思维监控，并且注意到脑海中浮现出了一种痛苦意象时，试着回忆你在会面中与咨询师所练习的重构意象。写下重构意象以及确信水平的任何变化。

ABC 日记

ABC 评估		
A：具体的不良事件	B^1 和 B^2 信念：功能失调的、可能的偏差推论和极端评估	C：导致的情绪 / 行为问题
ABC 目标		
A：重构不良事件	B^1 和 B^2 信念：功能良好的、无偏差替代推论和现实评估	C：情绪/行为目标
完成的百分比：	B^1 完成的百分比： B^2 完成的百分比：	完成的百分比：

附录 3

改变指南
的各个选项

亲爱的 _____

感谢你完成了评估与目标规划指南，在这一指南中你详细评估了希望优先解决的问题的A、B和C，以及A、B、C的改变目标。

现在你已经明确了自己的信念（B）、不良事件（A）所导致的感受和行为方式（C），以及改变的目标，下一步你可以开始将改变选项付诸行动了，它会使你以全新的方式更好地应对问题。

我们首先介绍了推论改变选项，它有两个部分，分别是权衡证据（步骤1—5）以及在行为实验中检测推论（步骤6和7）。接下来我们介绍了评估改变选项，最后我们介绍了意象改变选项。必要时，我们会提供工作表以及步骤指导。你不必完成所有选项和步骤，也不必依照以下次序进行。

推论改变选项的各个步骤

权衡证据
• 步骤 1. 将评估工作表中的相关回答复制到相应的推论改变工作表中。这包括 A（不良事件）、B¹（可能偏差推论）、替代推论以及问题 C 和目标 C。匣 A3.1 是推论改变工作表的一个填写示例。

• 步骤 2. 尽可能地想出支持可能偏差推论（B¹）的所有证据，并将这些证据列在 B¹ 旁的那一栏中。匣 A3.2 是推论改变工作表的一个填写示例。

• 步骤 3. 尽可能地想出支持无偏差推论（B¹ 的替代推论）的所有证据，并将这些证据列在替代推论旁的那一栏中。

• 步骤 4. 看看这两列证据，并在咨询师的帮助下对各种证据进行质疑。这些证据可靠吗？它们经得起审查吗？如果证据经不起审查，那么就划掉它。

• 步骤 5. 仔细权衡这两种证据，思考哪种推论获得了更有力的支持。重新评价你对每种推论的确信水平，并且重新评价标注 C 的那一栏中你的感受强度。的确发生了变化吗？匣 A3.3 是推论改变工作表的一个填写示例。

检验证据

步骤 6. 如果你的确信水平在权衡证据后并没有发生实质性的变化，那么你可以选择在现实生活的行为实验中继续对证据进行检验。你要在咨询师的帮助下，设计并完成一个实验，在这个实验中，你会不再确信自己的推论（B¹），而是转变为确信替代推论。将该实验结果写下来。

- 步骤 7. 实验完成之后，再次评价你对每个推论的确信水平，并且再次评价你的感受强度。这次发生了变化吗？匣 A3.4 是推论改变工作表的一个填写示例。

- 步骤 8. 如果你认为自己已经实现了推论改变目标，并由此而部分实现了自己的情绪/行为目标，那么在评估与目标规划工作表中把它记录下来。

表 A 3.1　步骤 1

对具体事例的 AB¹C 评估		
A：具体的不良事件 这是我记忆中实际上发生的或可能发生的事件	B¹：关于 A 的可能偏差推论 这是我对不良事件的可能偏差推论之一，而它导致了我的困扰情绪和行为	C：导致的情绪/行为问题 这是当不良事件发生时，令我困扰的感受与行为方式，或者如果它发生了，那么将会出现的令我困扰的感受与行为方式
ABC 目标		
	B¹ 的替代推论：无偏差推论 这是一个替代性无偏差推论	C：相应的情绪/行为目标 这是当此事发生时，我希望自己会有的感受和行为

表 A 3.2 步骤 2

对具体事例的AB¹C评估			
A：具体的不良事件 这是我记忆中实际上发生的或可能发生的事件	B¹：关于 A 的可能偏差推论 这是我对不良事件的可能偏差推论之一，而它导致了我的困扰情绪和行为	支持B¹的证据： **该列表中的证据使我确信自己的推论（B¹）是正确的**	C：导致的情绪/行为问题 这是当不良事件发生时，令我困扰的感受与行为方式，或者如果它发生了，那么将会出现的令我困扰的感受与行为方式
ABC目标			
B¹的替代推论：无偏差推论 这是一个替代性无偏差推论			C：相应的情绪/行为目标 这是当此事发生时，我希望自己会有的感受和行为

表 A 3.3 步骤 3—5

对具体事例的AB¹C评估			
A：具体的不良事件 这是我记忆中实际上发生的或可能发生的事件	B¹：关于 A 的可能偏差推论 这是我对不良事件的可能偏差推论之一，而它导致了我的困扰情绪和行为	支持B¹的证据： 该列表中的证据使我确信自己的推论（B¹）是正确的	C：导致的情绪/行为问题 这是当不良事件发生时，令我困扰的感受与行为方式，或者如果它发生了，那么将会出现的令我困扰的感受与行为方式
	ABC目标		
	B¹的替代推论：无偏差推论 这是一个替代性无偏差推论	**支持替代推论的证据：该列表中的证据支持了替代推论，反驳了我的可能偏差推论**	C：相应的情绪/行为目标 这是当此事发生时，我希望自己会有的感受和行为

表A 3.4　步骤6—7

对具体事例的AB¹C评估			
A：具体的不良事件这是我记忆中实际上发生的或可能发生的事件	B¹：关于A的可能偏差推论这是我对不良事件的可能偏差推论之一，而它导致了我的困扰情绪和行为	支持B¹的证据：该列表中的证据使我确信自己的推论（B¹）是正确的	C：导致的情绪/行为问题这是当不良事件发生时令我困扰的感受与行为方式，或如果这事发生的话将会令我困扰的感受与行为方式
	ABC目标		
	B¹的替代推论：无偏差推论这是一个替代性无偏差推论	支持替代推论的证据：该列表中的证据支持了替代推论，反驳了我的可能偏差推论	**对推论的行为测试与结果：这是行为实验的结果，该实验的目的在于表明替代性无偏差推论是正确的，B¹推论是错误的**	C：相应的情绪/行为目标这是当此事发生时，我希望自己会有的感受和行为

表 A 3.5　案例 1：约翰

A：具体的不良事件	B¹：可能偏差推论	支持B¹的证据：		C：导致的情绪/行为问题
昨天在超市里感到头晕目眩、头重脚轻	头晕目眩和头重脚轻意味着我有心脏病并且可能会死掉	我有时感到头晕目眩和头重脚轻 头晕目眩和头重脚轻是心脏病的表现 体检结果出了错		感到恐慌，必须坐下
	ABC目标			
	B¹的替代推论：无偏差推论 头晕目眩和头重脚轻并不意味着我有心脏病	支持替代推论的证据： 头晕目眩和头重脚轻不是心脏病的表现，只是说明喘气太急了，这是无害的 体检结果不可能出错，因为我已经检查过几次了	对推论的行为测试与结果： 快速呼吸几分钟，以表明这会导致头晕目眩和头重脚轻，而非导致心脏病	C：相应的情绪/行为目标 保持平静，放松

表 A 3.6   案例 2：布莱恩

A：具体的不良事件	B¹：可能偏差推论	支持B¹的证据：	C：导致的情绪/行为问题
在极其焦虑时给挑剔的、不友好的老师和同学作报告，并试图隐藏自己的焦虑症状	1）我深信，他们都看着我像树叶一样在颤抖，脸色发红，心跳快得几乎要爆炸了 2）我深信，由于1），他们所有人都认为我完全就是个傻瓜	1）如果我感到焦虑，我知道它会完全暴露出来，每个人都会看到 2）我知道他们就是这样想的 他们一直要求我大声作报告，而自己却在下面讲话 我能感觉到他们把我看穿了	感到非常焦虑，不看观众，照着手稿逐字逐句地读

ABC目标			
B¹的替代推论：无偏差推论 1）如果我的表现没那么糟糕，那么人们可能不会注意那么多 2）如果人们注意到了，那么他们可能会同情我，对我感兴趣	支持替代推论的证据： 1）我没有证据证明他们注意到了。我根本就没看他们 2）我无法看透他们的心思 他们的行为意味着我说话声音太小了，并且想听清我不得不作的报告	对推论的行为测试与结果： 1）看着观众，并且…… 2）不使用"安全行为"以隐藏焦虑 表明我的偏差推论是错误的，而替代推论是正确的	C：相应的情绪/行为目标 感到健康的担忧，看着观众并与观众交流，凭借记忆即兴作报告

推论改变工作表

对具体事例的AB^{1}C评估			
A：具体的不良事件	B^1：关于 A 的可能偏差推论	支持B^{1}的证据：	C：导致的情绪／行为问题
	ABC目标		
	B^1 的替代推论：无偏差推论	支持替代推论的证据：	推论的行为测试与结果：	C：相应的情绪／行为目标

通过完成各个质疑步骤而改变评估

尽管对不良事件的消极评估令你感到痛苦，但它们似乎对你十分有效，因此你认为除了继续相信它们之外，自己并没有太多选择。在这一任务中，我们将向你展示如何去挑战它们，改变它们，而这将会带给你截然不同的感受。

• 步骤 1　将评估工作表中的相关回答复制到相应的推论改变工作表中。这包括 A（不良事件）、B^1（可能偏差推论）和替代性无偏差推论、B^2（极端评估）和非极端替代评估以及问题C和目标C。

• 步骤2　在咨询师的帮助下，对你的**苛求**和**喜好**同时进行质疑。

○第一，问问自己：在这两种信念中，哪一种**实际上**更真实？在你认为更真实的信念旁打钩，在另一种信念旁打叉，加上简要的评论。

○第二，问问自己：在这两种信念中，哪一种对我更**有用**或更**有帮助**？同样在你认为更有用、更有帮助的那个信念旁打钩，在你认为不那么有用、不那么有帮助的信念旁打叉。

○第三，问问自己：在这两种信念中，哪一种对我而言最**合乎逻辑**？同样在最合乎逻辑的那个信念旁打钩，在不合乎逻辑的信念旁打叉。

- 步骤 3　在咨询师的帮助下，使用以上同样三个质疑问题，对你的**糟糕**与**并不糟糕**评估同时进行辩论。在你的选择旁打钩或叉。

- 步骤 4　同样在咨询师的帮助下，使用这三个质疑问题，对你的**低不适容忍**与**高不适容忍**评估同时进行辩论。同样在你的选择旁打钩或叉。

- 步骤 5　最后，在咨询师的帮助下，同样使用这三个问题，对你的"自我""他人"或"生命"**贬低**与**接纳**评估同时进行辩论。同样在你的选择旁打钩或叉。

- 步骤 6　你对极端评估和替代评估的所有辩论是否有效？对这种效果进行权衡。用 0 到 10 的一个数值来评价你对每种评估的总体确信水平（其中 0 表示完全不相信，10 表示完全相信），并将评价结果与你最初的评价进行比较。是否发生了变化？

- 步骤 7　如果你认为自己在某种程度上已经实现了评估改变目

标，并由此而实现了自己的情绪／行为目标，那么采用百分比的形式，在评估与目标规划工作表中把它记录下来，其中100%表示完全实现，50%表示实现了一半，等等。

步骤1　　　　　　　　　　　在步骤1中你需要填写评估改变工作表，匣A3.7给出了一个示例，即加粗部分。

步骤2—6　　　　　　　　　在步骤2—6中你需要填写评估改变工作表，匣A3.8给出了一个示例，即加粗部分。

通过完成各个意象步骤而改变评估

到目前为止，通过对自己无济于事的评估进行质疑，也许你已经能够在头脑中对这些评估进行质疑，但是你并不觉得这有何不同，那么，仅仅质疑它们有何益处呢？在此我们会让你体验到，接受了替代评估后，你的感受将会发生怎样的改变。

- 步骤7　尽可能生动地回忆不良事件 A 以及你的不健康负面情绪（如焦虑）和行为（如回避）C。不用刻意想起无济于事的信念（B^2），因为它会自动浮现在你的脑海中。

- 步骤 8　将你的负面情绪从不健康的改变为健康的，例如，将焦虑改变为健康的担忧。试着这样去做，但不是通过改变你脑海中的情境 A，而是通过将你的非理性信念（B^2）改变为理性的替代信念。告诉咨询师你在该过程中遇到的任何困难，咨询师会指导你如何进行真实而有效的练习。

- 步骤 9　在两次咨询会面之间，每天在家中把这个练习三次，并记下你在每个部分的进展：

○你是否能够生动地回忆起情境（A），

○你是否能够真切感受到不健康情绪（C），

○非理性信念（B）是否自动地浮现在你的脑海中，

○你是否设法去改变这种情绪，如将焦虑改变为担忧，

○你是否通过将非理性信念（B^2）改变为理性的替代信念，从而使其获得改变，例如将"如果我在这件事上失败了，我会觉得自己一无是处"改变为"即使我失败了，我也会完全接纳自己"。

表 A 3.7

对具体事例的 AB^{2}C 评估			
A：具体的不良事件 这是我记忆中实际上发生的或可能发生的事件	**B^1：关于 A 的可能偏差推论** 这是我对不良事件的可能偏差推论之一，而它导致了我的困扰情绪和行为	**B^2：极端评估：真实的？有用的？合逻辑的？** √ × 　 √ × 　 √ × 这些是我心里的极端评估，它们导致了我的困扰： 苛求的： 糟透的： 低不适容忍的： 自我/他人/生命贬低的：	**C：导致的情绪/行为问题** 这是当不良事件发生时，令我困扰的感受与行为方式，或如果这事发生的话，将会令我困扰的感受与行为方式
	ABC 目标		
	B^1 的替代推论：无偏差推论 这是我的/咨询师的替代性无偏差推论	**B^2：灵活的替代评估 真实的？有用的？合逻辑的？** √ × 　 √ × 　 √ × 这些是会导致我实现情绪目标的现实评估： 喜好的： 并非糟透的： 高不适容忍的： 自我/他人/生命接纳的：	**C：相应的情绪/行为目标** 这是当此事发生时，我希望自己会有的感受和行为

表 A 3.8

<table>
<tr><td colspan="5" align="center">对具体事例的 AB²C 评估</td></tr>
<tr>
<td>A：具体的不良事件
这是我记忆中实际上发生的或可能发生的事件</td>
<td>B¹：关于 A 的可能偏差推论
这是我对不良事件的可能偏差推论之一，而它导致了我的困扰情绪和行为</td>
<td colspan="3">B²：极端评估：**真实的？有用的？合逻辑的？**
　　　　　　　√ ×　　　√ ×　　　　√ ×

这些是我心里的极端评估，它们导致了我的困扰：

苛求的：　　　　√或 ×　√或 ×　√或 ×
糟透的：　　　　√或 ×　√或 ×　√或 ×
低不适容忍的：√或 ×　√或 ×　√或 ×
自我/他人/　　　√或 ×　√或 ×　√或 ×
生命贬低的：</td>
<td>C：导致的情绪/行为问题
这是当不良事件发生时，令我困扰的感受与行为方式，或如果这事发生的话，将会令我困扰的感受与行为方式</td>
</tr>
<tr><td colspan="5" align="center">ABC 目标</td></tr>
<tr>
<td></td>
<td>B¹ 的替代推论：无偏差推论
这是我的替代性无偏差推论</td>
<td colspan="3">B²：灵活的替代评估
　　　　√ ×　　√ ×　　　√ ×
这些是会导致我实现情绪目标的现实评估：

喜好的：　　　　√或 ×　√或 ×　√或 ×
并非糟透的：　　√或 ×　√或 ×　√或 ×
高不适容忍的：√或 ×　√或 ×　√或 ×
自我/他人/　　　√或 ×　√或 ×　√或 ×
生命接纳的：
这些是**真实的？有用的？合逻辑的？**</td>
<td>C：相应的情绪/行为目标
这是当此事发生时，我希望自己会有的感受和行为</td>
</tr>
</table>

对具体事例的AB²C评估				
A：具体的不良事件	B¹：关于A的可能偏差推论	B²：极端评估：真实的？有用的？合逻辑的？ √ × √ × √ × 苛求的： 糟透的： 低不适容忍的： 自我/他人/ 生命贬低的：		C：导致的情绪/行为问题
ABC目标				
	B¹的替代推论：无偏差推论	B²：灵活的替代评估 真实的？有用的？合逻辑的？ √ × √ × √ × 喜好的： 并非糟透的： 高不适容忍的： 自我/他人/ 生命接纳的：		C：相应的情绪/行为目标

通过完成各个行为曝光步骤而改变评估

现在你已经在改变自己的信念和感受方面，朝着良好的方向有了令人欣喜的很大进步。下面我们来看看，如何将这些改变更好地带到你的日常生活中去。

- 步骤 10　完成一项家庭作业，即计划一下如何面对令你前来寻求咨询帮助的问题情境。

- 步骤 11　在头脑中进行预演，正如你在步骤7—9中所做的那样，进入事件中去，用心去觉知自己的非理性信念和感受。然后进入真实情境中去，如法炮制——用心去觉知自己的非理性信念和感受，以及行为倾向。

- 步骤 12　正如你在步骤7—9中所做的那样，将自己的感受从不健康的改变为健康的，例如将焦虑改变为担忧。记住，要通过改变自己的信念而完成这一步，即从非理性信念改变为理性信念。

- 步骤 13　即便无法非常轻松地改变情绪，也要保证至少对其中一种理性信念进行预演，例如"尽管……感到焦虑，等等，我也完全接纳自己"，并且行为也要与这种自我接纳相一致，因此，留在这种情境中，昂首挺立，看着大家，而不是躲躲闪闪。

- 步骤 14　如果你认为自己在某种程度上已经实现了评估改变目标，以及相应的情绪 / 行为目标，那么采用百分比的形式，在评估与目标规划工作表上把它记录下来，其中 100% 表示完全实现，50% 表示实现了一半，等等。

通过意象重构而改变认知选项的各个步骤

对于令你在问题情境中感到痛苦的那些信念，尽管你已经做了大量工作来改变它们，然而当你真正面对问题情境时，你仍然会感到痛苦。实际上，这是因为你把创伤性事件和有害信念深锁到了自己对事件的记忆当中。有一种方法可以打开这把锁并改变它，这种方法称为意象重构，通过这种方法，你可以依据自己在评估与目标规划工作表上所填写的喜好方式，对不良事件的记忆进行重构。以下步骤提供了进行意象重构的模板：

• 步骤 1 在咨询师的密切指导和支持下，尽可能尝试回到具体的不良事件中，从头到尾对其进行"重温"，并且身临其境般地把它讲述出来。

• 步骤 2 当你进行到最糟糕的、最痛苦的部分或"热点"时，试着慢下来，并报告你感受到了什么，看到了什么，以及与此相关的可能非常负面的信念。

• 步骤 3 一旦重温结束，就立即与咨询师来共同解决这些热点，正如你在认知行为咨询中已经学会的那样——确定 ABC，挑战和改变 B，并记下自己全新的、有益的、无偏差的良性信念。同样也要记下没有出现在记忆意象中的任何错误和新信息。

• 步骤 4 对新的信息和信念进行预演，达到完全熟悉的程度，然后再次进行重温，并且在咨询师的指导下，在进行到热点时停下来，引入新的信息和信念。

- 步骤5 确保对你的叙述进行了录音或数字化记录，然后完成家庭作业，即播放磁带若干次，以巩固所获得的改变，每次都使用0—10的一个数字，在痛苦主观感受量表上对感情强度进行评定。
- 步骤6 如果你认为自己已经完成了对不良事件（A）的记忆"重构"，以及相应的情绪／行为目标（C），那么将这些记录在评估与目标规划工作表上，同时也比较一下重构后的记忆和先前所写下的记忆目标。

供咨询师使用的家庭作业技术监控表

聆听治疗会面录音，并回答每个问题，选择"是""否"或"不确定"。对选择了"否"的每一题，在旁边空白处写下：你希望自己当时的其他做法是什么，以及为了选择"是"，你需要作出哪些改变。

1.在布置作业任务时，我是否使用了来访者可以理解的词语？

　　是　　否　　不确定

2.我是否与来访者就作业任务进行了良好的沟通（而不是告诉他该做什么或不加思考地接受其建议）？

　　是　　否　　不确定

3.我是否清晰地表述了作业任务？

　　是　　否　　不确定

4.我是否确信来访者理解了作业任务？

是　　否　　不确定

5. 作业任务与来访者的治疗目标是否有关？

是　　否　　不确定

6. 我是否有助于来访者理解其作业任务与治疗目标之间的关系？

是　　否　　不确定

7. 作业任务是否符合我在会面中与来访者所完成的工作？

是　　否　　不确定

8. 我与来访者协商后确定的作业任务类型，是否符合双方在其目标问题上所到达的阶段？

是　　否　　不确定

9. 对作业任务进行协商时，我是否使用了"有挑战性却又不会难以应付"的原则？

是　　否　　不确定

10. 我是否介绍并解释了作业任务的"无所失"概念？

是　　否　　不确定

11. 我是否确信来访者具有完成作业任务所必需的技术？

是　　否　　不确定

12. 我是否确信来访者相信自己能够完成作业任务？

是　　否　　不确定

13. 我是否在会面中预留了足够多的时间，来对作业任务进行良好的协商？

是　　否　　不确定

14. 我是否引导来访者承诺自己一定会完成作业任务？

　　是　　否　　不确定

15. 我是否帮助来访者明确了自己会在何时、何地，以及间隔多久就要完成一次作业任务？

　　是　　否　　不确定

16. 我是否鼓励来访者写下了作业任务及其相关细节？

　　是　　否　　不确定

17. 来访者和我是否都保存了这一书面记录的副本？

　　是　　否　　不确定

18. 我是否引导来访者说出了可能会影响作业完成的潜在障碍？

　　是　　否　　不确定

19. 我是否帮助来访者提前处理了其揭示的任何潜在障碍？

　　是　　否　　不确定

20. 我是否在会面中帮助来访者对作业任务进行了预演？

　　是　　否　　不确定

21. 我是否对来访者使用了奖惩原则？

　　是　　否　　不确定

参考文献

American Psychiatric Association(APA)(1994). *Diagnostic and Statistical Manual of Mental Disorders*, 4th edn. Washington, D.C.: American Psychiatric Association.

Averill, J.R.(1982).*Anger and Aggression: An Essay on Emotion.* New York: Springer.

Beck, A.T.(1967).*Depression: Clinical, Experimental and Theoretical Aspects.*New York: Harper and Row.

Beck, A.T.(1976).*Cognitive Therapy and the Emotional Disorders.* London: Penguin.

Beck, A.T.(1999).*Prisoners of Hate: The Cognitive Basis of Anger,Hostility And Violence.* New York: HarperCollins.

Beck, A.T. and Emery, G.(1985).*Anxiety Disordeys and Phobias.* New York: Basic Books.

Beck, A.T., Brown, G.and Steer, R.A.(1996).*Beck Depression Inventory* II *manual.* San Antonio, TX: The Psychological Corporation.

Beck, A.T., Epstein, N., Brown, G. and Steer, R.A.(1988).An inventory for measuring clinical anxiety: psychometric properties. *Journal of Consulting and Clinical Psychology*, 56, 893-7.

Beck, A.T., Rush, A. J., Shaw, B.F. and Emery, G.(1979). *Cognitive Therapy of Depression.* New York: Guilford.

Beck, J.(1995).*Cognitive Therapy: Basics and Beyond.*New York: Guilford.

Bennett-Levy, J., Butler, G., Fennell, M. and Hackman, A.(2004). *Oxford Guide to Behavioural Experiments in Cognitive Therapy.* Oxford: Oxford University Press.

Blackburn, I., James, I.A., Milne, D.L., Baker, C., Standant, S., Garland, A. and Reichelt, F.K. (2001). The revised Cognitive Therapy Scale(CTS-R): psychometric properties. *Behavioural and Cognitive Psychotherapy*, 29, 431-46.

Bordin, E.S.(1979). The generalisation of the psychoanalytic concept of the working alliance. *Psychotherapy*, 16, 252-60.

Bowlby, J.(1969/1982). *Attachment and Loss, VOl.1: Attachment.* New York: Basic Books.

Brewin, C.R.(1989). Cognitive change processes in psychotherapy. *Psychological Review*, 96, 379-94.

Brewin, C.R., Dalgleish, T. and Joseph, S.A. (1996). Dual representation theory of posttraumatic stress disorder. *Psychological Review*, 103(4): 670-86.

Burns, D. (1999). *The Feeling Good Handbook.* New York: Plume.

Butler, G., Fennell, M. and Hackmann, A. (2008). *Cognitive Behavioral Therapy for Anxiety Disorders.* New York: Guilford Press.

Byrne, S., Birchwood, M., Trower, P. and Meaden, A. (2006). *Cognitive Behaviour Therapy for Command Hallucinations.* London: Routledge.

Chadwick, P. (2006). *Person-Based Cognitive Therapy for Distressing Psychosis.* Chichester: Wiley.

Chadwick, P., Birchwood, M. and Trower, P.(1996). *Cognitive Therapy for Delusions, Voices and Paranoia.* Chichester:Wiley.

Clark, D.M. (1986).A cognitive approach to panic. *Behaviour Research and Therapy*, 24, 461-70.

Clark, D.M. and Wells, A. (1995). A cognitive model of social phobia. In R. Heimberg, M. Liebowitz, D.A. Hope and F.R. Schneider (eds) *Social Phobia: Diagnosis, Assessment and Treatment.* New York: Guilford Press.

DiGiuseppe, R. and Tafrate, R. (2007). *Understanding Anger Disorders.*

Oxford: Oxford University Press.

Dryden,W. (2006). *Getting Started with REBT*. London: Sage.

Dryden, W. (2007). *Overcoming Hurt*. London: Sheldon Press.

Dryden,W. (2008). *Rational Emotive Behaviour Therapy, Distinctive Features*. London: Routledge.

Dryden,W. (2009). *Understanding Emotional Problems: The REBT Perspective*. London: Routledge.

Dryden,W. and Neenan, M. (2004).*Rational Emotive Behavioural Counselling in Action*, 3rd edn. London: Sage.

Dryden, W., Beal, D., Jones, J. and Trower, P.(in press). The REBT Competency Scale for clinical and research applications.*Journal of Rational-Emotive and Cognitive-Behavioural Therapy*.

Ellis,A. (1963). *Reason and Emotion in Psychotherapy*. Secaucus, NJ: Lyle Stuart.

Ellis,A. (1994). *Reason and Emotion in Psycho-therapy*, revised and updated. New York: Birch Lane.

Frijda, N.H. (1986). *The Emotions*. London: Cambridge University Press.

Gilbert, P. (2007). *Psychotherapy and Counselling for Depression*, 3rd edn. London: Sage.

Gilbert, P. (2009). *The Compassionate Mind*. London: Constable.

Grey, N. (ed.) (2009). *A Casebook of Cognitive Therapy for Traumatic Stress Reactions*. Hove: Routledge.

Grey, N., Young, K. and Holmes, E. (2002). Cognitive restructuring within reliving: A treatment for peritraumatic emotional 'hotspots' in post-traumatic stress disorder. *Behavioural and Cognitive Psychotherapy*, 30, 37-56.

Hareli, S. and Hess, U. (2008). The role of causal attribution in related social emotions elicited in reaction to others' feedback about failure.

Cognition and Emotion, 22, 862-80.

Harrington, N. (2006). Frustration intolerance beliefs: their relationship with depression, anxiety, and anger, in a clinical population. *Cognitive Therapy and Research*, 30, 699-709.

Harrop, C. and Trower, P.(2003). *Why Does Schizophrenia Develop at Late Adolescence?* Chichester: Wiley.

Hayes, S.C., Strosahl, K. and Wilson, K.G. (1999). *Acceptance and Commitment Therapy*. New York: Guilford.

Jahoda, A., Dagnan, D., Stenfert Kroese, B., Pert, C. and Trower, P. (2009). Cognitive behavioural therapy: from face to face interaction to a broader contextual understanding of change.*Journal of Intellectual Disability Research*, 53, 759-71.

James, W. (1890). *The Principles of Psychology*. New York: Henry Holt and Company.

Kabat-Zinn, J. (1990). *Full Castrophe Living: Using the Wisdom of your Body and Mind to Face Stress, Pain, and Illness*. New York: Dell.

Kuyken, W., Padesky, C.A. and Dudley, R. (2009). *Collaborative Case Conceptualization*. New York: Guilford Press.

Leahy, R.L. (2003). *Cognitive Therapy Techniques: A Practitioner's Guide*. New York: Guilford.

Leary, M.R., Springer, C., Negel, L., Ansell, E. and Evans, K. (1998). The causes, phenomenology, and consequences of hurt feelings. *Journal of Personality and Social Psychology*, 74, 1225-37.

Leary, M.R. and Springer, C. (2000). Hurt feelings: The neglected emotion. In R.M. Kowalski (ed.) *Behaving Badly: Aversive Behaviors in Interpersonal Relationships* (pp. 151-75). Washington, D.C.: American Psychological Association.

Mansell, W. (2008a). The seven c's of cbt: a consideration of the future challenges for cognitive behaviour therapy. *Behavioural and Cognitive Psychotherapy*, 36, 641-9.

·

参考
文献

Mansell, W. (2008b). Keep it simple—the transdiagnostic approach to CBT. *International Journal of Cognitive Therapy*—Special Issue on Transdiagnostic Approaches to CBT, 1,179-80.

Mearns, D. and Thorne, R. (2007). *Person-centred Counselling in Action*, 3rd edn. London: Sage.

Moorey, S. (2010). The six cycles maintenance model: growing a 'vicious flower' for depression. *Behavioural and Cognitive Psychotherapy*, 38, 173-84.

Novaco, R.W. (1994). Anger as a risk factor for violence among the mentally disordered. In J. Monahan and H. Steadman (eds) *Violence and Mental Disorder: Developments in Risk Assessment*. Chicago: University of Chicago Press.

Oatley, K. and Duncan, E. (1994). The experience of emotions in every day life. *Cognition and Emotion*, 8(4), 369-81.

Power, M. and Dalgleish, T. (1997). *Cognition and Emotion: From Order to Disorder*. Hove: Psychology Press.

Prochaska, J. and DiClemente, C. (1984). *The Trans-theoretical Approach: Crossing the Traditional Boundaries*. Homewood, IL: Dow Jones Irwen.

Rogers, C. (1951). *Client Centered Therapy*. Boston: Houghton Mifflin.

Rogers, C. (1961). *On Becoming a Person*. London: Constable.

Salkovskis, P.M. (1991). The importance of behaviour in the maintenance of anxiety and panic: a cognitive account. *Behavioural Psychotherapy*, 19, 6-19.

Sartre, J.-P. (1957). *Being and Nothingness*: London: Methuen.

Scherer, K. (2009). The dynamic architecture of emotion: Evidence for the component process model. *Cognition and Emotion*, 23, 1307-51.

Scott, M.J. (2009). *Simply Effective Cognitive Behaviour Therapy*.Hove: Routledge.

Segal, Z.V., Williams, J.M.G. and Teasdale, J.D. (2002). *Mindfulness-based Cognitive Therapy for Depression*. New York: Guilford.

Stopa, L. (ed.) (2009). *Imagery and the Threatened Self*. Hove: Routledge.

Trower, P. (in press). Cognitive behaviour therapy theory. In W. Dryden et al. (eds) *Handbook of Cognitive Behaviour Therapy*. London: Sage.

Trower, P., Casey, A. and Dryden,W. (1988). *Cognitive-Behavioural Counselling in Action*. London: Sage.

van deVen, N., Zeelenberg, M. and Pieters, R. (2009). Levelling up and down: The experiences of benign and malicious envy. *Emotion*, 9(3), 419-29.

Wells, A. (1997). *Cognitive Therapy of Anxiety Disorders*. Chichester:Wiley.

Wells, A. (2009). *Metacognitive Therapy for Anxiety and Depression*. New York: Guilford.

Wessler, R.A. and Wessler, R.L. (1980). *The Principles and Practice of Rational-Emotive Therapy*. San Francisco: Jossey-Bass.

Williams, M., Teasale, J., Segal, Z. and Kabat-Zinn, J. (2007). *The Mindful Way Through Depression*. New York: Guilford.

Young, J.E., Klosko, J.S. and Weishaar, M.E. (2003). *Schema Therapy: A Practitioner's Guide*. New York: Guilford.

图书在版编目（CIP）数据

认知行为心理咨询实务/（英）彼得·特洛威尔
(Peter Trower) 等著；刘毅译.--重庆：重庆大学出
版社，2018.1
（心理咨询技术和实务系列）
书名原文：COGNITIVE BEHAVIOURAL COUNSELLING
IN ACTION（2nd edition）
ISBN 978-7-5689-0889-4

Ⅰ.①认… Ⅱ.①彼…②刘… Ⅲ.①认知—行为疗
法 Ⅳ.①R749.055

中国版本图书馆CIP数据核字（2017）第271903号

认知行为心理咨询实务
renzhi xingwei xinli zixun shiwu

［英］　彼得·特洛威尔　杰森·琼斯
　　　　温迪·德莱顿　安德鲁·凯西　著

刘　毅　译

鹿鸣心理策划人：王　斌
策划编辑：温亚男
责任编辑：杨　敬　许红梅
装帧设计：刘　伟
责任校对：邬小梅
责任印制：赵　晟

重庆大学出版社出版发行
出版人：易树平
社址：（401331）重庆市沙坪坝区大学城西路21号
网址：http://www.cqup.com.cn
重庆市正前方彩色印刷有限公司印刷

开本：890mm×1240mm　　1/32　印张：13.125　字数：259千
2018年4月第1版　　2018年4月第1次印刷
ISBN 978-7-5689-0889-4　定价：52.00 元

版贸核渝字（2014）第 168 号